"十三五"军队重点院校和重点学科专业系列教材

军队卫生管理统计学

贺　佳　金志超　主编

上海大学出版社

· 上海 ·

图书在版编目(CIP)数据

军队卫生管理统计学 / 贺佳,金志超主编.—上海:
上海大学出版社,2023.3
ISBN 978-7-5671-4690-7

Ⅰ.①军… Ⅱ.①贺… ②金… Ⅲ.①军队卫生-卫
生统计学 Ⅳ.①R821.3

中国国家版本馆 CIP 数据核字(2023)第 068151 号

责任编辑 陈 露 厉 凡
封面设计 缪炎栩
技术编辑 金 鑫 钱宇坤

军队卫生管理统计学

贺 佳 金志超 主编
上海大学出版社出版发行
(上海市上大路 99 号 邮政编码 200444)
(https://www.shupress.cn 发行热线 021-66135112)
出版人 戴骏豪

＊

南京展望文化发展有限公司排版
商务印书馆上海印刷有限公司印刷 各地新华书店经销
开本 710mm×1000mm 1/16 印张 13.5 字数 250 千字
2023 年 4 月第 1 版 2023 年 4 月第 1 次印刷
ISBN 978-7-5671-4690-7/R·32 定价 68.00 元

《军队卫生管理统计学》

编　委　会

主　编：贺　佳　金志超

副主编：叶小飞　陈　琪　吴　骋

编　者（按姓氏拼音排序）：

陈　琪　郭晓晶　郭轶斌

何　倩　贺　佳　金志超

秦婴逸　秦宇辰　王　睿

吴　骋　许金芳　叶小飞

袁　磊　张天一

前　言

随着我国医疗卫生体制改革的不断深入和军队体制编制调整改革,国家和军队对卫生事业管理人才的需求量增加,定量化管理和研究的要求越来越高,对统计学在卫生事业管理中的需求也越来越大。《军队卫生管理统计学》的编撰正是顺应了这种需求,期望为广大的卫生事业管理专业本科生、研究生及从事卫生事业管理的专业人员提供参考。

本教材在教学团队前期所编教材《卫生管理统计及软件应用》的基础上,弱化了参数估计、假设检验等基本统计方法的内容,强化了在平时卫生事业管理和医院管理过程中需要用到的具体指标和研究方法,突出了军队医院管理统计中常用的指标,以及调查研究设计、综合评价、统计预测、统计决策、统计质量管理等在日常管理定量分析中需要用到的方法;每种方法均有翔实的案例辅以解释说明,理论简要清晰、实际操作性强,既阐述各种方法的基本理论知识、基本方法,又对卫生事业管理领域的新知识、新方法进行拓展,注重统计思维和定量决策能力的培养。

本书共8章,第一章为军队卫生管理统计概述,对军队卫生统计工作的任务、特点以及军队卫生管理统计的基本步骤进行了概述。第二章为统计描述,包括定量和定性资料的统计描述,以及统计指标的可视化。第三章为调查研究,通过具体的案例详细解释调查研究设计的基本要素、常用的抽样方法及调查问卷的设计与制作要点等内容。第四章为军队医院统计,详细描述军队医院统计工作的任务与要求、步骤与内容、常用统计指标等内容。第五章为综合评价，阐述了综合评价的概念和步骤，评价指标选择、权重估计以及常用综合评价方法等内容。第六章为统计预测方法，着重介绍了几种常见的预测模型，如时间序列、灰色模型等，每种方法均辅以相关案例说明。第七章为统计决策，从确定型和不确定型决策、风险型决策和贝叶斯决策等角度进行了讲述。第八章为统计质量管理，包括质量管理内容及指标管理、质量分析的一般方法及质量控制图等内容。

本书的编写人员均为具有多年教学经验的老师，在此对编委们所付出的辛勤工作、无私奉献表示衷心的感谢。

本书为第一版第一次印刷，理论和案例内容还需要经过教学实践的检验。因编者的能力水平有限，书中可能存在不足和缺陷，还望广大读者提出宝贵意见和建议，以便在后续再版时修订完善。

贺　佳　金志超

2022 年 12 月于上海

目 录

第一章 军队卫生管理统计概述

随着我军卫生事业的发展与壮大,对卫生管理工作提出了更高的要求。近年来我军医疗信息化建设不断推进和深入,军队医疗卫生机构已经积累了海量的医疗卫生服务数据。然而,数据的利用与数据的积累之间却存在着明显的差距。一方面是医疗数据呈指数级增长,另一方面是卫生行政部门决策证据的不足,如官兵医疗卫生需求与利用的现况及问题分析,军人健康档案的设立、慢性病管理、健康教育等措施的实施及效果评价,传染病的预警、预测,军队医疗资源配置的评价与变动趋势分析等。要解决上述问题,离不开科学的决策,而科学决策又离不开高质量证据的支持。缺少高质量证据,就难以衡量卫生政策制定与修改的合理性,难以评价卫生政策的有效性。因此,高质量证据的获取已经成为推进军队卫生管理工作科学化、精细化以及提升质量的关键环节,而这个过程需要统计学的支持。目前,统计学的思维和方法已经渗透到军队卫生工作的各个方面,卫生管理人员对统计学知识的需求也日益增加。因此,卫生管理人员有必要系统掌握统计学的基本原理和方法,更好地为科学管理和决策提供依据。

第一节 军队卫生统计工作的任务与特点

一、军队卫生统计的任务

军队卫生统计是卫生统计学(health statistics)在军队卫生工作中的应用,其原理、方法与卫生统计学相同,但在内容上突出了军队特点。军队卫生统计的作用是要完整、及时、规范、准确地提供反映军队卫生工作情况的各种统计资料和统计分析结果,即描述军队人员健康状况和卫生资源分布与利用情况、各项卫生措施的实施效果、当前卫生工作的成绩与不足,揭示不同条件下卫生工作的规律,为各级军政首长和卫勤领导检查指导工作、总结经验、制定计划、进行科学研究提供统计学依据,充分发挥统计的信息、咨询与监督功能。

当今,信息化技术发展迅速,有力地推动着我军卫生统计工作的建设,也对卫生统计和卫勤人员提出了更高的要求,力求实现全军卫生统计指标体系完整化、统计分类标准化、统计调查科学化、统计基础工作规范化、统计计算和数据传输技术现代化、统计服务优质化。

二、军队卫生统计工作分类

军队卫生统计工作需与军事活动相适应,其内容分为平时卫生统计与战时卫生统计。平时卫生统计是战时卫生统计的准备,战时卫生统计由于受军事行动和作战环境的制约,相比平时卫生统计,具有情况复杂、任务繁重与时间紧迫等特点。

平时卫生统计按照工作任务的特点和要求不同,包括日常报告、突发卫生事件处置和专项工作三个方面。

日常报告:包括卫生统计工作的各类统计报表,以及所属人员伤病情况,如训练伤统计等需经常性上报的信息。例如医疗机构年报,涉及卫生单位基本情况、人员情况、物资情况、卫生设备仪器情况、卫生经费情况、科研情况、在职训练情况等方面的内容。

突发卫生事件处置:在面对突发公共卫生事件时进行应急处置。包括已经发生或者可能发生的、对部队官兵健康造成或者可能造成重大损失的传染病和不明原因的群体性疾病、重大食物中毒和职业中毒,以及其他危害公共健康的突发公共事件。卫生统计人员应根据《中华人民共和国传染病防治法》《中华人民共和国传染病防治实施办法》《突发公共卫生事件应急条例》《国家突发公共卫生事件应急预案》等法律法规,以及军队相关法规,有序开展监测、预防、应急准备、报告、应急处理等工作,提高对军队突发公共卫生事件的发现、报告及处置能力。

专项工作:针对军队卫生领域的特定主题开展专项调查研究或对某种政策干预进行追踪调查,评价其实施质量与效果等。例如,对某部官兵卫生服务需求与利用现况调查,评价军队医院服务官兵、保打赢的落实效果。在专项研究中,卫生统计人员应能通过制订问卷、合理抽样、高效采集数据、科学统计分析、规范统计报告等工作流程,确保获得的数据真实、准确、可靠,并在此基础上进行合理有效的数据分析,以提供循证决策依据。

三、军队卫生统计工作的特点

与军队后勤其他工作相比,军队卫生工作涉及的信息具有种类繁多而复杂的特点。如全军尽管有许多车辆,但车辆部件的种类是不多的;而医院工作信息有许多种类,如物资设备便有上千种;每个种类的统计项目又比较繁杂,有小到一个药片、大到一台 CT 的观测单位。因此，卫生统计工作对信息化的依赖程度较高。

军队卫生统计观测的人群是以青壮年为主体的特殊群体，该人群的健康状况良好，由于担负特殊任务和规定服役期的限制，该群体中的人员数量更换较大且更换周期较快。这就要求军队卫生统计人员能快速、准确了解并规范统计上报人员健康等信息。

四、军队卫生统计工作的要求

我军的卫生统计工作必须遵守《中华人民共和国统计法》和《中华人民共和国统计法实施条例》，同时必须遵守军队卫生统计工作的各项规定。军队卫生统计的基本要求是：准确、完整、规范、及时和注意保密。

1. 统计数字必须准确

统计数据的准确性是统计工作的生命线。统计数据的准确首先要求原始数据的登记准确，因此要求进行原始登记的有关卫生人员要正确理解各项登记内容并认真填写。其次是在数据的整理汇总过程中要防止出现过失误差，因此要求进行统计的有关人员要认真核对检查。负责统计工作的人员决不能因为本单位的利益在统计数据上弄虚作假，并且要勇于同一切弄虚作假的不良行为作斗争。

2. 统计资料力求完整

统计资料的完整性包括两个方面：一是要求登记与统计的项目不能残缺不全，统计资料应能反映一个单位不同时期卫生工作的全面情况，对于历年积累的统计资料，要定期进行整理、汇总并写出统计分析报告；二是基层单位对于规定上报的报表应全部按时上报，不得遗漏，一旦遗漏需要上报的统计资料，必然造成上级单位的统计资料汇总不完整。

3. 填报统计报表要规范

军队卫生统计工作的内容、统计口径、报表的格式、上报时间与计算机软件系统在全军范围内有严格的统一性。军队卫生统计人员要准确了解报表内各项指标的详细定义与赋值规范，严格按照所给字典和填写要求执行。以确保统计基础工作的规范化、统计计算和数据传输技术现代化。

4. 提供统计资料要及时

军队卫生统计资料具有很强的时效性，在战时更是如此。各基层单位应按规定时间及时向上级单位报送统计数据，否则将会影响全军统计资料的汇总。另外，许多专题统计调查规定有统一的调查起止时间，如果延误了时间，将影响整个统计调查的工作进度，甚至会影响整个调查结果的代表性与科学性。

5. *严格保守秘密*

军队是一个执行特殊任务的武装组织,军队卫生统计资料直接或间接地反映了军队的编制、人数、伤亡和疫情等军事秘密,如果麻痹大意或保管不当容易造成失密或泄密。因此,统计工作人员一定要提高警惕,对所掌管的统计资料要切实按保密制度严加保管,注意资料的保密性。确因学术交流需公开发表统计资料时,要经过保密审核,防止泄密。在对外报告时,单位名称要用代号,尽量避免使用绝对数,特殊作战岗位人员的健康相关数据不得报告。另外,涉及疫情等资料的公布,除军队批准外,还须经国家有关部门的批准。

第二节　军队卫生管理统计

一、卫生管理统计的概念

卫生管理统计(statistics for health management)是管理统计学的分支之一,是以概率论为基础,将统计学的理论和方法应用于卫生管理中,用以指导卫生管理理论和实践(如制定计划、评价分析、质量管理、预测与决策等)的学科。统计学在卫生管理中的广泛应用,是现代管理的客观要求和必然趋势。在卫生服务领域,要正确而有效地进行计划、组织、协调和控制,就必须掌握与卫生服务有关的内部和外部信息,运用统计学和管理学的原理和方法进行分析和综合,才能做到心中有数、运筹帷幄。

二、卫生管理统计的发展

统计的实践活动可以追溯到原始社会,那时的人们采用一些简单的计数方法来清点劳动成果。随着社会分工和商品交换的发展,简单、粗略的计算逐步演变成了比较复杂的经济计算活动。而这时的"计"和"算"本身并不是目的,它们最终是为了"管",管和算从来就是紧密结合在一起的。用现代信息论的语言来说,信息的处理和使用是融为一体的。数千年的人类实践也证明,统计不仅是认识社会的有力武器,而且它本身就是管理工作的一个重要组成部分。

人们早在19世纪就已经开始利用统计学的方法来研究社会经济问题。而从实践上说,管理统计的产生却始于第一次世界大战后期。1917年美国参战,由于时间仓促,要求在极短的时间内提供数量庞大的军需品,其中军衣、军鞋的规格成了问题的焦点,最终这个难题借助统计学方法得到了很好的解决。通过抽样研究发现,军衣、军鞋尺寸、型号分布符合正态分布,按此统计规律赶制出来的军衣、军鞋完全适合于大量军人的体型要求。这一实践既显示了统计的管理职能,也引起并促进了管理统计的产生。1924 年,美国贝尔电话实验室休哈特(W. A. Shewhart)运用统计方法发明了工业产品质量管理中的质量控制图,对提高工业产品质量的效果极为显著。到目前为止,质量管理中的控制图已推广应用到服务业、人事管理、行政管理等方面,推动了管理统计学(statistics for management)的产生与发展。

20 世纪 30 年代创立了职能管理学说,它要求"管理"是为了达到最佳效益目标而运用规划、协调、控制等职能对资源的运用和过程所作的最优决策。为适应管理上的这一要求,统计不仅要求反映经济活动状况,还要进行预测、决策和控制。40 年代,西方国家的科技发展迅速,生产高度自动化和社会化,竞争更加激烈,企业为了立于不败之地,更为重视发挥统计的作用,从而对统计工作提出了新的课题。60 年代初,美国著名管理统计学家威廉・爱德华兹・戴明(William Edwards Deming)提出的 PDCA 循环(又称戴明环)和费根堡的全面质量管理正是适应这一要求创立的。以上这些都在一定程度上充实和发展了管理统计学。

从广义上说,卫生服务和医疗活动也是人类的生产活动,它是通过投入卫生人力、物力和财力资源,产出人们生理和心理上的健康,以提高人们的劳动生产能力、延长人们的寿命、改善生活质量。从整体上说,减少了由于疾病、残疾和死亡给个人、家庭和社会带来的直接和间接经济损失,保障了居民生活的稳定,促进了社会发展。所以,应用现代化的质量管理方法对包括医院在内的各种卫生服务机构进行管理是医院高质量发展的必经之路。

卫生管理是管理学在卫生领域的具体应用,它是运用管理学的基本原理和方法,对卫生领域的人力、物力和财力资源统筹规划、优化配置,进行科学的决策和预测,选择成本效益、成本效果和成本效用最优或较优的卫生干预措施,对卫生服务的提供过程进行全程监控、适时调整,提高服务效率、展开合理竞争、降低机会成本,保证卫生服务和医疗保健活动的顺畅进行,从而促进卫生事业的全面健康发展。除了在计算投入和产出方面的特殊性之外,卫生管理中所应用的统计方法与一般的经济管理或企业管理基本一致,在质量管理上如此,在行政管理、人事管理方面更是如此。

20 世纪 70 年代以来,卫生服务领域在方法技术上吸收了各种现代科技成果,运用现代化计算工具产生了一系列旨在加强卫生事业内部管理的定量管理方法,如投入-产出模型分析、药品库存决策、卫生服务需求预测、临床药物试验设计和医疗服务效果、效益的综合评判等。从某种意义上讲,这些都是卫生统计与卫生管理事业融合的结果,它把卫生统计的职能从记数、描述和监督层面拓展到预测、决策和控制。

卫生管理统计在卫生服务和医疗领域已得到了极为广泛的应用，无论何时何地，都可以找到应用的实例。例如，某医院准备购进一台新的核磁共振仪，但如果到本院的就诊患者对这项服务的需求量很小，医院不仅难以收回成本，仪器也有因折旧和功能落后造成的间接经济损失。因此，医院的决策者必须根据本院的实际诊疗需求，进行成本效益分析，制定相应的决策。再如，某医院检验科对所购买的试剂进行抽样检验，根据检验结果，决定是进货还是退还给厂家。这项检验可能是从每批次的试剂中抽取 10 个样品，进行实验并登记不合格的试剂数，然后根据所观察到的不合格的试剂份数做出进货或是退货的决策。又如，某一级的医疗行政管理部门，要对下属医院的医疗质量进行考察和评价，就必须在各医院中选择一个有代表性的样本，根据样本调查所得的资料进行整理、分析和综合评价，而如何确定样本大小、制定评价指标体系和选择合适的综合评价方法等问题都需要运用卫生管理统计学的方法加以解决。

三、军队卫生管理统计与军队卫生统计工作

广义上，军队卫生管理统计工作属于军队卫生统计工作的大范畴。但是，军队卫生管理统计是将卫生管理统计学的理论和方法应用于军队卫生管理领域，而卫生管理统计学与卫生统计学是并列的两个学科，其研究领域、方法既有交叉也有特殊性。卫生管理统计的本质是一种管理活动，是在现有信息不确定、不充分的前提下，以具体的数据分析来尽可能减少错误而制定正确决策的科学，具有自然和社会的双重属性。卫生管理统计的产生与发展并非仅仅表现在技术和方法上，更重要的是体现了统计思想在卫生领域的突破，是卫生统计职能的飞跃。同时，在卫生管理中，统计也不仅仅是工具或手段，它本身就是卫生管理行为和操作行为的结合体。卫生管理统计的作用不仅仅局限于对过程做出如实的反映及单纯地提供信息，而是更进一步利用这种信息来预测前景、规划未来，并对过程按预测的目标进行有效的控制和考核，使其最优运行以获得最佳效果。

第三节　军队卫生管理统计的步骤

军队卫生管理统计一般分为五个步骤：统计设计、资料收集、资料整理、资料分析和信息反馈。这五个步骤紧密联系，周密科学的统计设计是后续四个步骤的前提，而后面的各个步骤中环环相扣，前一步是后一步的基础，如果前一步存在某些缺陷，在

后一步中则很难补救。每个步骤的工作质量都会影响统计结论的正确性与科学性。

一、统计设计

统计设计(statistical design)是指对将要进行的统计工作做出全面的计划与设计,是最关键的一环,在设计时应对后三个步骤进行周密的设想和安排。以调查研究为例,统计设计主要包含下列内容:① 明确统计工作的主要目的;② 确定调查对象、样本量、观测指标、调查方法;③ 拟定调查表,构建电子数据库,规定数据的计算机录入格式;④ 规定数据质量控制方法,如统一调查时间和方法、对调查内容规定统一的统计口径、规定数据核查方法等;⑤ 确定资料的分组和汇总方法,拟定数据整理表;⑥ 拟定统计报表,规定上报内容、上报时间与上报程序;⑦ 确定统计分析指标和统计分析方法;⑧ 人员培训、组织工作、经费预算等。拟定好设计方案后,宜在小范围内先进行预调查,以便及时发现问题,进一步完善设计方案,为在大范围内实施积累经验。

经常性的统计工作由上级卫生行政管理部门组织有关人员完成统计设计。进行专题调查时,应由相关的卫生管理人员与统计人员共同完成统计设计。

二、资料收集

资料收集(data collection)是指根据统计设计的要求采集原始数据的过程,过程中应采取有效措施以获得准确可靠的原始数据。如果收集的资料不全面、不准确,往往会造成资料整理以及后继分析的困难,甚至会导致错误的结论。军队卫生管理工作中统计资料的来源主要有两个方面:经常性资料和专题调查资料。

1. 经常性资料

经常性资料(regular data)主要由军队规定的日常卫生管理统计工作中获得,包括统计报表和经常性工作记录。

统计报表是卫生管理工作中统计资料的重要来源。以医疗机构为例,医疗机构统计报表按照服务对象的不同可分为上级卫生行政部门报表和医院内部报表。根据国家卫生健康委员会的规定,各级医疗卫生机构需定期逐级上报各种统计报表,如《全国卫生资源与医疗服务调查制度》规定的 7 类调查表,即:卫生机构调查表(卫健统 1-1 表至卫健统 1-8 表)、卫生人力基本信息调查表(卫健统 2-1 表至卫健统 2-3 表)、医用设备调查表(卫健统 3 表)和住院病案首页及出院病人调查表(卫健统 4-1 表至卫健统 4-2 表)、全员人口信息表(卫健统 5-1 表至卫健统 5-3 表)、实验室和信息化建设及能力调查表(卫健统 6-1 表至卫健统 6-5 表)、医改监测年报表(卫健统 7-1 表至卫健统 7-2 表)。这些统计报表由国家卫健委制定,国家统计局批准,主要是采集居民健康状况、医疗卫生机构工作和医疗卫生事业发展的主要数据,作为制定卫生工作计划与对策,检查和考核卫生工作效果的重要依据。我军卫生统计报表有 7 种：① 军队卫生单位综合年报表(综合部分),② 军队卫生单位综合年报表(院校部分),③ 军队医院月报表,④ 军队医院医疗成本核算半年报表,⑤ 军队疗养院月报表,⑥ 军队卫生机构及门诊机构月报表,⑦ 军队干休所卫生机构综合年报表。我军关于军队卫生统计报表的要求是：① 对报表项目和格式不得擅自修改；② 按规定日期和程序及时上报；③ 数据完整、准确,不得伪造数据；④ 保守秘密。

经常性工作记录,如军医的门诊(巡诊)记录、官兵住院病历、健康检查记录、心理测试记录等原始记录。此外,还有各类报告卡,如传染病报告卡、训练伤报告卡等。要做到及时填卡(单),防止漏报。

国家的法律、军队的纪律、军队卫生统计机构和专(兼)职卫生统计人员的工作为经常性卫生统计资料的收集提供了有力的保障。

对于军队统一规定上报的数据,可以用统一下发的计算机软件实现数据的收集,如军队医院信息管理系统。

2. 专项调查资料

专项调查资料(survey data)是为特定目的而专门收集的资料。一般统计报表和经常性工作记录等资料的内容都有其局限性,往往因资料不全而导致无法进行深入的分析。此时,经常采用专项调查。可针对研究目的,设计专门的调查问卷进行资料的收集。专项调查可以采取定期或不定期的全面调查、抽样调查、重点调查、典型调查等方式。关于调查研究设计的内容详见本书第三章。

三、资料整理

资料整理(data sorting)是将原始记录按统计的要求进行归纳与分组,使其系统化、条理化,便于进一步的计算和统计分析。原始资料经整理后,可以将原始记录转变为有分析价值的数字信息,并且容易显现出隐藏在原始记录中的统计规律。在整理资料的过程中,首先要进行数据清理(data cleaning),通过逻辑检查与计算检查,及时发现、更正或剔除错误的原始记录,以保证下一步统计分析的正确性。完成数据清理后,再根据研究目的对原始数据进行合理分组并归纳汇总,以使资料系统化、条理化。

1. 统计归纳

将原始记录汇总到整理表上。根据原始记录的数据类型和记录格式的不同,常用的统计归纳方法也不同。

对于分类或等级资料,可以按类别或等级汇总。例如,根据门诊记录中"诊断"信息,按疾病名称进行分类后,汇总各种疾病的就诊人次。需要注意的是类别名称的命名应该做到标准规范,符合统一的定义,如疾病名称常采用《国际疾病分类》(ICD)编码,以便不同单位之间合并或比较;对于等级资料,则需按照一定的顺序将各类别排序后再汇总,如治疗结果可以按治愈、好转、无效、死亡,从好到差的顺序排列后,再汇总各种治疗结果的人次。

对于计量资料,无论是连续型还是离散型,要将数据的分布范围等分为若干组段后,再分别填入各组段的汇总数字。例如,根据医院病案首页中的住院天数,先以"5 天"为间距将其划分成不同组段后,再统计各组段中对应的人数。如表 1-1 所示,为某医院消化内科某年某月出院患者的住院天数。

表 1-1　某中心医院消化内科某年某月出院患者的住院天数

住院天数	人　数	住院天数	人　数
0～	6	35～	1
5～	21	40～	1
10～	14	45～	5
15～	13	50～	1
20～	6	55～	3
25～	2	60～	3
30～	3		

2. 统计分组

统计分组是根据研究目的将原始记录按一个或多个因素分组后再进行统计归纳。常见的分组因素有不同方法、不同单位、不同时间、不同人群等。

例 1-1　将新入伍战士随机分为两组,一组采用新训练方法,另一组采用常规训练法,并逐人登记训练伤发生情况。结果如表 1-2 所示。这里分组因素是不同训练方法,观察指标为是否发生训练伤。

表 1-2　新兵训练伤发生人数分组整理表

分　组	发生训练伤	未发生训练伤	小　计
新训练方法	23	149	172
常规训练法	22	61	83
合　计	45	210	255

例 1-2　续例 1-1。两组战士再按左右腿分组,将腿部肌力(kg)划分组段后进行归纳,如表 1-3 所示。这里分组因素有两个:不同训练方法和左右腿,观察指标为腿部肌力。

表 1-3　新兵营战士左、右腿肌力分组整理表

腿部肌力 (kg)	新法训练组		常规训练组	
	左腿	右腿	左腿	右腿
6～	0	0	1	0
8～	0	0	2	2
10～	0	0	13	5
12～	0	0	14	7
14～	5	0	12	6
16～	9	8	16	11
18～	14	19	11	13
20～	22	26	8	12
22～	49	34	4	10
24～	28	41	2	7
26～	26	20	0	5
28～	12	16	0	2
30～	5	7	0	2
32～	2	0	0	1
34～	0	1	0	0
合　计	172	172	83	83

3. 归组方法

根据研究目的和登记项目的数据类型拟定好分组整理表后,要将原始记录归入各组,如表 1-2、表 1-3。常用的归组方法包括手工和计算机两种。手工归组方法需要人工清点收集的资料,采用划记计数、写正字等方法统计各组的观察人数,进而整理成表。但是,手工归组方法不适合项目多、分组因素多、原始资料数量多的情况,因其工作量大、且易出错。建议在条件允许的情况下,选择计算机软件进行分组与归纳。特别对于记录项目多、分组归纳复杂的数据整理工作尤为适用。例如,对医院病案首页项目的分组与归纳,可作为分组因素的有科

室名称、患者身份、疾病名称、入院情况等，根据统计分析要求，可以有多种分组形式。以对患者住院天数的分析为例，可以按科室分组，或按疾病名称分组，也可以按疾病名称和病情进行两因素交叉分组。分组与归纳的常用通用软件为数据库和具有统计功能的软件，如 Excel、SPSS 等。

四、资料分析

资料分析（data analysis）是指在对资料进行分组归纳的基础上，运用统计学的基本原理和方法，根据统计工作目的，制定分析计划，分析计算有关统计指标，进行合理与科学的分析。

分析资料一般可以采用以下五个步骤：

（1）对原始资料的准确性、完整性、规范性做出判断与评价，必要时应借助一定的统计方法加以处理，如异常值的识别与处理、缺失值填补等。

（2）根据原始数据的类型与分布特征选择正确的统计描述指标。例如，对表 1-1 的资料计算平均住院天数时应选择中位数，对表 1-2 的资料比较两组的差别时需要计算训练伤发生率。

（3）根据研究目的与资料的性质绘制正确的统计表与统计图，以便直观地进行比较与分析。

（4）进行统计推断。对经常性资料和普查资料，可直接比较统计指标大小和组间差别，描述变动趋势；如果是根据抽样调查资料推论总体观察对象的特征，则需要考虑抽样误差，对组间差别作假设检验，有时还需结合参数估计后再做出统计推断。根据研究目的，也可对观测对象进行综合评价或长期预警预测。

（5）根据统计推断的结果，结合实际工作情况，做出分析结论，提出工作建议。

资料的统计分析（statistical analysis）包括统计描述（statistical description）和统计推断（statistical inference）两部分内容。统计描述是采用适当的统计图表或统计指标对资料的数量特征及其分布规律进行描述，如上述步骤 2 和步骤 3；统计推断是根据已知的样本信息来推断未知总体特征的方法，包括参数估计（estimation of parameter）和假设检验（hypothesis test），如上述步骤 4。在分析资料时，要选用适当的统计描述和统计推断方法，确保统计分析准确无误，最后结合专业做出恰当的结论。

五、信息反馈

信息反馈（information feedback）是指把前述整理好的统计资料或分析资料以口头、书面、网络等形式及时反馈给基层卫生单位和有关卫生管理部门。统计信息反馈的目的是：为各级军政首长和卫勤领导检查指导工作、总结经验、制定计划、进行科学研究提供统计学依据，充分发挥统计的信息、咨询与监督功能，使广大卫生工作人员及时了解自己的工作情况与上级要求或横向比较的差距，进一步改进卫生工作。统计信息反馈需特别注意保密要求。

第四节　如何学习军队卫生管理统计

作为进行军队卫生管理科研和实践必不可少的工具，掌握军队卫生管理统计的基本理论、知识和技能已经成为进行科学化管理和决策必备的基本素质。学习军队卫生管理统计的主要目的是要培养统计思维能力和实际应用能力，学习过程中需注意：

一、掌握卫生管理统计的基本理论和基本方法

在学习时要注重军队卫生管理统计的基本理论，掌握军队卫生管理统计的基本方法与技能。本书介绍了很多常用的卫生管理统计设计与统计分析方法，如调查研究设计、描述性统计方法、综合评价方法、统计预测与决策、质量管理统计等。应根据研究目的和不同的数据资料类型采用不同的描述和分析方法，学习时要注意区别、识记各种统计方法的应用范围和适用条件。

二、注重理论学习和软件实现相结合

统计学不可避免的会涉及大量的公式和计算。因此，在学习时，应注重理论学习与软件实现相结合，淡化公式推导和计算过程，将重点放在方法思想和适用范畴的学习上。建议大家在学习方法时自学一门统计软件，如 SPSS，能够借助统计软件进行统计分析，并正确地解释和表达分析的结果，准确地描述和运用统计结论。

三、培养卫生管理统计思维能力

统计思维是指统计学独特的逻辑思维方法，即从不确定性（概率）的角度来思考和分析问题。由于变异的普遍存在，根据样本特征推断总体特征时存在抽样误差，抽样误差是不可避免的，但具有规律性，这是统计推断的理论基础。在开始学习卫生管理统计时，就要牢固树立起变异和概率、抽样误差、统计结论具有不确定性等观念。

四、军队卫生管理统计方法学习与实际工作相结合

军队卫生管理统计作为一门应用学科,其基本理论和方法不能脱离专业背景,在学习时必须紧密结合军队卫生管理中的实例,将研究设计、统计学方法的选择、结果的解释放在解决实际问题的框架中。本书中的很多章节也专门针对特定的应用场景,结合实际案例进行了指标、方法的介绍。在学习过程中,应该注重将卫生管理统计方法的学习放在军队卫生管理工作的大背景下,掌握利用卫生管理统计的理论方法解决实际的军队卫生管理问题,提升军队卫生领域科学管理、精细化管理水平,真正做到学以致用。

-------------------------------- 练 习 题 --------------------------------

1. 军队卫生管理统计的任务是什么?
2. 军队卫生管理统计与卫生统计工作的关系是什么?
3. 军队卫生管理统计的步骤有哪些,各步骤中有哪些主要内容?

(贺 佳 吴 骋 秦婴逸)

第二章 统 计 描 述

统计描述(statistical description)即组织、归纳原始数据,并选用恰当的统计指标、合适的统计图和统计表,简明准确地展示研究事物的数据特征、分布规律和事物变量之间的关系。研究者需要借助统计描述的方法,在看似杂乱无章的数据中找出隐藏于其中的统计规律和统计特征。

第一节 定量资料的统计描述

一、分布特征描述

描述一批定量资料的分布特征首先要编制频数分布表(frequency distribution table),简称频数表(frequency table)。频数表指将一组数据按观察值大小或类别分为不同组段或组别,然后将各观察值归纳到各组段或组别中,最后清点各组段或组别的观察值个数(称频数)所形成的表格。通过频数表对数据分布的范围、集中的区间和分布形态作大致描述。

例 2 - 1 某年在某地开展了居民卫生服务调查,共获得 569 名两周患病者门诊医疗费用数据。数据见表 2 - 1(由于篇幅限制,省略了部分数据)。请绘制频数分布表。

表 2 - 1 某年某地 569 名患者医疗费用(元)

151	153	162	171	175	176	179	189	196	201
202	204	208	212	214	219	221	223	224	225
226	227	231	235	238	239	243	244	247	251
256	256	257	260	261	264	264	267	267	268
277	278	281	281	281	……	……	……	……	……
……	……	……	……	……	642	647	650	652	653
666	666	668	669	669	671	673	677	680	681
682	685	685	688	696	697	700	710	711	717
722	725	728	729	737	742	744	751	763	783

编制频数表的步骤：

（1）求极差（range）。极差也叫全距，即表 2 - 1 中的最大值和最小值之差，用 R 表示。本例中 $R = 783 - 151 = 632$（元）。

（2）选定适当的组段数后估计组距（极差/组段数），然后根据组距写出组段。组段数以 8~15 组为宜，组段和组距的选取以方便阅读为原则。每个组段的上限 U 等于下一个组段的下限 L，数据 X 的归组统一定为 $L \leqslant X < U$。起始组段的下限和最后一组的上限应分别包含最小值和最大值，写组段时每个组段的上限省略。

本例估计组距 $632/7 \approx 90$（元），定组距为 100（元），起始组段为 100（元）~。

（3）写出组段，根据表 2 - 1 的数据写出各个组段的频数，在此基础上计算频率、累计频数和累计频率。频率（percent）即各组段频数与总观察值个数之比，一般用百分数表示；累计频数（cumulative frequency）指将频数自上而下依次累加；累计频率（cumulative percent）指频率自上而下依次累加。

表 2 - 2　某年某地 569 名患者医疗费用（元）频数表

组段 （1）	频数 f （2）	频率 $P(\%)$ （3）	累计频数 f_c （4）	累计频率 $P_c(\%)$ （5）
100~	9	1.58	9	1.58
200~	65	11.42	74	13.01
300~	138	24.25	212	37.26
400~	152	26.71	364	63.97
500~	123	21.62	487	85.59
600~	68	11.95	555	97.54
700~800	14	2.40	569	100.00
合　计	569	100.00	569	100.00

根据表 2 - 2，可以绘制频数分布图（图 2 - 1）。由图可知，569 名患者医疗费用分布在"400（元）~"组段的频数最多，并以"400（元）~"为中心左右基本对称，可视为近似正态分布。在正态分布中，频数最多的组段居所有组段的中间位置，各组段的频数以频数最多的组段为中心呈对称分布，关于正态分布的理论描述详见本节第四部分。如果频数最多的组段不在组段的中间位置，各组段的频数以频数最多组段为中心呈不对称分布，称为偏态分布，如表 2 - 3 和表 2 - 4。其中，表 2 - 3 频数最多组段（36 h~）右侧的组段数多于左侧的组段数，称正偏态，或右偏态。表 2 - 4 频数最多组段（30 μg/mL~）左侧的组段数多于右侧，称负偏态，或左偏态。

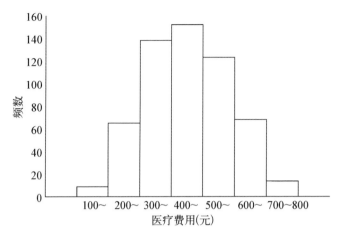

图 2 - 1　某年某地 569 名患者医疗费用(元)频数分布图

表 2 - 3　59 名链球菌咽喉炎患者的潜伏期(h)频数表

潜伏期	12~	24~	36~	48~	60~	72~	84~	96~	108~
病例数	2	8	16	12	9	6	3	2	1

表 2 - 4　101 名正常人的血清肌红蛋白含量(μg/mL)频数表

肌红蛋白含量	0~	5~	10~	15~	20~	25~	30~	35~	40~	45~
人　数	2	3	7	9	10	22	23	14	9	2

　　频数分布表和频数分布图可以粗略描述频数分布的集中趋势(central tendency),即一组变量值的集中倾向或中心位置,与离散趋势(tendency of dispersion),即一组变量值的离散倾向,直观地揭示数据的分布特征和分布类型,为选择适当的统计分析方法提供依据。也便于发现某些特大或特小的可疑值。如果在频数表的两端,连续出现几个组段的频数为"0"后,又出现一个特大值或特小值,这种数值往往需要进一步检查和核对。

二、集中趋势的描述

　　尽管频数表可以大致描述一组数据的集中趋势,但也存在以下缺陷:① 不精确,② 受频数表组距大小的影响,③ 不适用于小样本资料。因此,精确描述一组数据的集中趋势,应采用定量描述数据平均水平或集中趋势的统计量—平均数(average)。常用的平均数指标有:算术均数(arithmetic mean)、几何均数(geometric mean)、中位数(median)。

(一)算术均数

简称均数(mean),表示一组性质相同的观察值在数量上的平均水平。总体均数的符号为 μ,样本均数的符号为 $\bar{X}$。

1. 直接法(参见公式 2 - 1)

$$\bar{X} = \frac{X_1 + X_2 + \cdots + X_n}{n} = \frac{\sum\limits_{i=1}^{n} X_i}{n} \qquad (2 - 1)$$

式中,X_1,X_2,$\cdots$,X_n 为样本观察值,n 为样本含量,Σ(希腊字母,读 sigma)为求和符号。

例 2 - 2 利用例 2 - 1 的数据,计算算术均数。

$$\bar{X} = \frac{151 + 153 + 162 + \cdots + 783}{569} = 435.31(元)$$

2. 加权法(参见公式 2 - 2)

对于频数分布表资料,计算算术均数时要考虑各组的权重(频数),即计算加权算术平均数。

$$\bar{X} = \frac{m_1 f_1 + m_2 f_2 + \cdots + m_n f_n}{\sum\limits_{i=1}^{n} f_i} = \frac{\sum\limits_{i=1}^{n} m_i f_i}{\sum\limits_{i=1}^{n} f_i} \qquad (2 - 2)$$

式中,m_1,m_2,$\cdots$,m_n 为所有观察组段的组中值,f_1,f_2,$\cdots$,f_n 为对应组段的频数。

例 2 - 3 根据表 2 - 2 资料,计算 569 名患者的平均医药费用

$$\bar{X} = \frac{150 \times 9 + 250 \times 65 + \cdots + 750 \times 14}{569} = 451.06(元)$$

(二)几何均数

反映对数正态分布或数据呈倍数变化资料的平均水平。计算公式为

$$G = \sqrt[n]{\prod_{i=1}^{n} X_i} \quad 或 \quad G = \log^{-1}\left[\frac{\sum\limits_{i=1}^{n} \log X_i}{n}\right] \qquad (2 - 3)$$

式中，$\log^{-1}$ 表示以 10 为底的反对数。

例 2-4 有 5 份血清的抗体效价滴度的倒数分别为 10, 100, 1 000, 10 000, 100 000，求几何均数。

$$G = \sqrt[5]{10 \times 100 \times 1\,000 \times 10\,000 \times 100\,000} = 1\,000$$

故这 5 份血清抗体效价的平均滴度为 1 : 1 000。

（三）中位数

指将 n 个数据从小到大排列，n 为奇数时取位次居中的变量值；n 为偶数时，取位次居中的两个变量的均值，记为 M。中位数是一位置指标，在全部观察值中大于和小于 M 的观察值的个数相等，它反映了一批观察值在位次上的平均水平。

$$n \text{ 为奇数时}, M = X_{\left(\frac{n+1}{2}\right)} \tag{2-4}$$

$$n \text{ 为偶数时}, M = \left[X_{\left(\frac{n}{2}\right)} + X_{\left(\frac{n}{2}+1\right)} \right] / 2 \tag{2-5}$$

例 2-5 9 名病人患某病的潜伏期分别为 2, 3, 3, 3, 4, 5, 6, 9, 16 天，求其中位数。

本例 $n = 9$，为奇数，按公式 2-4，$M = X_{\left(\frac{9+1}{2}\right)} = X_5 = 4$（天）。

（四）运用平均数的注意事项

（1）正确选择平均数指标，取决于资料的分布特征。大样本资料要借助频数表，小样本资料主要根据相关的医学专业知识选取指标。

（2）算术均数适合于对称分布资料，特别是正态分布或近似正态分布资料。其中，如有原始数据，则用直接法计算；如无原始数据，只有频数分布表，则用加权法计算，但估计相对粗略。

（3）几何均数适合于对数正态分布资料和等比级数资料，如抗体滴度、细菌计数、率或比的变化速度等。使用几何均数时需注意：① 观察值不能有 0。因为 0 不能取对数，不能与任何其他数呈倍比关系。② 观察值不能同时有正有负。因为同时有正有负，相乘后，乘积可能为负，负数不能开 n 次方（n 为偶数时）。③ 观察值若同为负数，计算时，可以先舍去负号计算，得到结果后再加上负号。

（4）中位数可用于各种分布的定量资料，但对于正态或近似正态分布资料或适合几何均数的资料，则更适宜采用算术均数或几何均数描述集中趋势。因此，实际工作中，中位数常用于描述偏态分布资料、"开口资料"（即一端或两端无确切数值的资料,如体重>200 kg)以及分布不明资料的集中趋势。

三、离散趋势的描述

离散趋势指标亦称变异性指标,是描述一组同质观测值的变异程度大小的综合指标。这类指标不但反映研究指标数值的稳定性和均匀性,而且反映集中趋势指标的代表性。常用的离散趋势指标有极差(range,R)、四分位数间距(quartile range)、方差(variance)、标准差(standard deviation)、变异系数(coefficient of variation)。

(一)极差

极差亦称全距,即最大值与最小值之差。由例 2-1 数据计算:$R=783-151=632$(元)。

由于极差计算简便,概念清晰,应用比较广泛,如说明传染病、食物中毒的最长、最短潜伏期等。但其缺点也非常明显:仅受两个极端数值的影响,不能反映所有数据的变异大小,稳定性差。

(二)百分位数和四分位数间距

百分位数是一种位置指标,是将 n 个观察值从小到大依次排列,再把它们的位次转换为百分位:1%位次,2%位次,3%位次,…。对应于 X%位次的数值即为第 X 百分位数,常用 P_X 来表示。中位数实际上是第 50 百分位数。四分位数(quartile)是把全部位次分为四部分,各有 1/4 的观察值,即第 1 四分位数(下四分位数 $Q_L=P_{25}$)、第 2 四分位数(中位数 $M=P_{50}$)、第 3 四分位数(上四分位数 $Q_U=P_{75}$)。四分位数间距是由上四分位数与下四分位数相减计算而得,记为 Q。在频数表上,百分位数的计算公式为

$$P_X=L_X+\frac{i_X}{f_X}(n \cdot X\% - \sum f_L) \tag{2-6}$$

其中,L_X、i_X 和 f_X 分别为第 i 百分位数所在组段的下限、组距和频数,Σf_L 为小于 L_X 各组段的累计频数,n 为总例数。

例 2-6　根据表 2-2 资料,计算 569 名患者医疗费用的四分位数间距。

$$Q_L=P_{25}=300+\frac{100}{138}(569 \times 25\% - 74)=349(元)$$

$$Q_U=P_{75}=500+\frac{100}{123}(569 \times 75\% - 364)=551(元)$$

$$Q=551-349=202(元)$$

由于四分位数间距包括了全部变量值中居中位置 50% 的变量值,故受样本大小波动的影响小。Q 常与中位数一起用于描述偏态分布资料的分布特征。

百分位数的另一个重要用途是确定医学参考值范围(reference range)。对于一些偏态分布的医学资料常采用 $P_{2.5} \sim P_{97.5}$(双侧)、P_5 或 P_{95}(单侧),即理论上应有 95% 正常个体的测量值在此范围内。

(三)方差

极差和四分位数间距均没有充分利用所有观察值的信息,实际应用时,可能会出现尽管两组数据的极差或四分位数间距相同,但它们的分布却不一样的情况。因此,描述对称分布,尤其正态分布资料的离散趋势时,需要利用所有观察值的信息来考察其离散度。

对总体而言,即考察总体中每一观察值 X 与总体均数 μ 的离散度,可用 $X - \mu$ 表示,称离均差。但是,$X - \mu$ 有正有负,对于对称分布资料来说,其和 $\sum\limits_{i=1}^{N} (X_i - \mu)$ 恒为 0,不能真正反映一批数据的离散度。为此,将 $X - \mu$ 平方后再相加,得 $\sum\limits_{i=1}^{N} (X_i - \mu)^2$,即离均差平方和,以全面反映一组数据的离散度。但 $\sum\limits_{i=1}^{N} (X_i - \mu)^2$ 的大小除与变异度大小有关外,还受总例数 N 大小的影响,N 越大,$\sum\limits_{i=1}^{N} (X_i - \mu)^2$ 就会越大,为消除这一影响,进一步将 $\sum\limits_{i=1}^{N} (X_i - \mu)^2$ 除以 N,得总体方差,用符号 σ^2 表示。

$$\sigma^2 = \frac{\sum\limits_{i=1}^{N} (X_i - \mu)^2}{N} \tag{2-7}$$

式中,μ 为总体均数,常常是未知的,需用样本量为 n 的样本均数 $\bar{X}$ 代替,N 以样本含量 n 代替,这样计算得到的方差为样本方差。

数理统计证明,以 n 代替 N 计算的样本方差总比实际的 σ^2 小,以此样本方差估计总体方差总是有偏估计。后来,英国统计学家 W. S. Gosset 证明用 $(n-1)$ 代替 n 来校正,这样算得的样本方差估计总体方差为无偏估计,因此,样本方差的分母是 $n-1$ 而不是 n。样本方差用符号 S^2 表示,即

$$S^2 = \frac{\sum\limits_{i=1}^{n} (X_i - \bar{X})^2}{n-1} \tag{2-8}$$

式中，$n-1$ 是自由度（degree of freedom，df），记为 υ。

（四）标准差

方差的度量单位是原度量单位的平方，给实际应用带来不便。为此，将方差开平方得标准差。总体标准差用 σ 表示，样本标准差用 S 表示。

$$\sigma = \sqrt{\dfrac{\sum\limits_{i=1}^{N}(X_i-\mu)^2}{N}} \tag{2-9}$$

$$S = \sqrt{\dfrac{\sum\limits_{i=1}^{n}(X_i-\bar{X})^2}{n-1}} \tag{2-10}$$

例 2-7 计算例 2-1 中 569 名患者医药费用的标准差。

$$S = \sqrt{\dfrac{(150-451.06)^2 \times 9 + (250-451.06)^2 \times 65 + \cdots + (750-451.06)^2 \times 14}{569-1}}$$

$$= 132.68（元）$$

可见，这 569 名患者医药费用的标准差为 132.68 元。

（五）变异系数

变异系数也称离散系数，记为 CV，常用百分数表示，是一组数据的标准差与其平均数之比，是数据离散程度的相对度量代表值。计算公式为

$$CV = \dfrac{S}{\bar{X}} \times 100\% \tag{2-11}$$

例 2-8 某研究收集了 100 例糖尿病患者气虚两阴证评分与空腹血糖水平的资料，气虚两阴证评分均数为 16.51 分，标准差为 1.87 分；空腹血糖均数为 8.76 mmol/L，标准差为 1.58 mmol/L，比较这 100 例糖尿病患者气虚两阴证评分与空腹血糖水平的变异度。

$$CV_{评分} = \dfrac{1.87}{16.51} \times 100\% - 11.33\%$$

$$CV_{血糖} = \dfrac{1.58}{8.76} \times 100\% = 18.04\%$$

可见,这 100 例糖尿病患者气虚两阴证评分的变异度小于空腹血糖水平的变异度。

（六）应用变异指标的注意事项

（1）极差适合于任何分布的资料,且计算简便。缺点是容易受个别极端数据的影响,结果不稳定,只能用于资料的粗略分析。

（2）四分位数间距适合于任何分布的资料,计算结果比极差稳定,适用于大样本偏态分布的资料。

（3）方差与标准差属同类指标,但标准差与均数的计量单位相同。标准差适合于近似正态分布的资料,大样本、小样本均可,是统计分析中最为常用的一种变异指标。

（4）变异系数主要用于不同类型观察指标或同类型观察指标但均数相差悬殊时变异程度的比较。

（5）平均数指标和变异指标分别反映资料的不同特征,在实际应用中常常结合在一起使用,如正态分布资料用均数、标准差描述,偏态分布资料用中位数、四分位数间距描述。

四、正态分布

正态分布又称高斯分布（Gaussian distribution）,是最常见、最重要的一种连续型分布,它首先由德国数学家、天文学家德·莫阿弗尔（A·de Moivre,1667～1754）于 1733 年提出。设想图 2-1,当观察人数逐渐增加且组段不断分细时,频数分布图中的直条就会不断地变窄,其顶端则会逐渐接近于一条光滑的曲线,如图 2-2 所示。这条曲线形态呈钟形,两头低、中间高,左右对称,近似于数学上的正态分布。

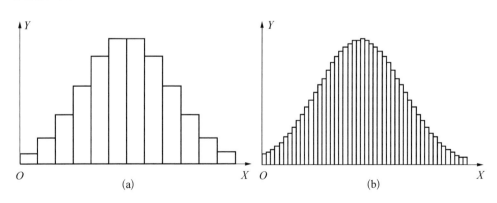

(a) (b)

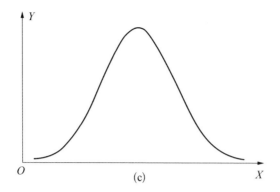

图 2-2 频数分布图与正态分布曲线示意图

（一）正态分布的数学形式

如果随机变量 X 的概率密度函数为

$$f(X) = \frac{1}{\sigma\sqrt{2\pi}} e^{-\frac{(X-\mu)^2}{2\sigma^2}}, \; -\infty < X < +\infty \qquad (2-12)$$

则称 X 服从正态分布，记作 $X \sim N(\mu, \sigma^2)$，其中，μ 为分布的均数，σ 为分布的标准差。

（二）正态分布的特征

（1）在直角坐标上方呈钟形曲线，两端与 X 轴永不相交，以 $X = \mu$ 为对称轴，左右完全对称。

（2）在 $X = \mu$ 处，$f(X)$ 取最大值，其值为 $f(\mu) = \dfrac{1}{\sigma\sqrt{2\pi}}$ ；X 越远离 μ，$f(X)$ 值越小。

（3）正态分布有两个参数，即位置参数—均数和形态参数—标准差。若 σ 恒定，改变 μ 的值，则曲线沿着 X 轴平行移动，其形状不变。反之，若 μ 恒定，则 σ 越小，曲线越陡峭；σ 越大，曲线越平坦。

（4）正态曲线下的面积分布有一定的规律。欲求其一定区间的面积，则可通过对公式 2-13 积分来实现，即

$$\Phi(X) = \frac{1}{\sigma\sqrt{2\pi}} \int_{-\infty}^{X} e^{-\frac{(X-\mu)^2}{2\sigma^2}} dX \qquad (2-13)$$

由上式可得：① X 轴与正态曲线所夹面积恒等于 1。② 区间 $(\mu - \sigma, \mu + \sigma)$

的面积为 68.27%；区间 $(\mu-1.96\sigma,\ \mu+1.96\sigma)$ 的面积为 95.00%；区间 $(\mu-2.58\sigma,\ \mu+2.58\sigma)$ 的面积为 99.00%。

（三）标准正态分布

正态分布是一个分布族。对应于不同的参数 μ 和 σ 会产生不同形状的正态分布。为了应用方便，令

$$u=\frac{X-\mu}{\sigma} \tag{2-14}$$

代入公式(2-13)，则有

$$f(u)=\frac{1}{\sqrt{2\pi}}e^{-\frac{u^2}{2}},\quad -\infty<u<+\infty \tag{2-15}$$

将 $X\sim N(\mu,\ \sigma^2)$ 的正态分布转化为 $X\sim N(0,\ 1)$ 的标准正态分布(standard normal distribution)，式中的 u 称为标准正态变量，其累积分布函数为

$$\Phi(u)=\frac{1}{\sqrt{2\pi}}\int_{-\infty}^{u}e^{-\frac{u^2}{2}}du \tag{2-16}$$

（四）正态分布的应用

1. 制定参考值范围

医学参考值范围(medical reference range)指包括绝大多数正常人的人体形态、功能和代谢产物等各种解剖、生理、生化、免疫、组织或排泄物中各种成分等生物医学指标观测值分布范围，常简称为参考值范围。

制定医学参考值范围的常用方法如下：

（1）正态分布法：适用于正态或近似正态分布的资料。

双侧 $1-\alpha$ 参考值范围：区间 $(\bar{X}-u_{\alpha/2}S,\ \bar{X}+u_{\alpha/2}S)$

单侧 $1-\alpha$ 参考值范围：区间 $(-\infty,\ \bar{X}+u_{\alpha}S)\bigcup(\bar{X}-u_{\alpha}S,\ +\infty)$

（2）百分位数法：用于偏态分布以及资料中一端或两端无确切数值的资料。

双侧 $1-\alpha$ 参考值范围：$P_{100\times\alpha/2}\sim P_{(100-100\times\alpha/2)}$；单侧 $1-\alpha$ 参考值范围：$P_{100\times\alpha}$ 或 $P_{(100-100\times\alpha)}$。

制定医学参考值范围的步骤如下：

（1）确定一批样本含量足够大的"正常人"，一般要求大于 100 例，可以通过抽样的方法获得；抽取人群之前，需制定纳入标准和排除标准，以保证研究对象的同质性。

（2）测量样本人群相应指标的值，测量的过程中要严格控制各种误差。

（3）根据指标特点决定单双侧，通常根据专业知识和实际用途决定。若某指标过高或过低均为异常，则相应的参考值范围既有上限又有下限，即取双侧界值，如血糖值；若某指标仅过高属异常，应采用单侧参考值范围制定上侧界值，即上限，如发汞等指标；反之，若某指标仅过低为异常，则应对此指标制定单侧下限，作为参考值范围，如肺活量。因此单双侧的选取，取决于专业知识和专业需要。

（4）选择适宜的百分界值，一般采用 95％参考值范围，也可根据需要采用 90％或 99％参考值范围。

（5）根据资料的分布类型选择适宜的方法进行参考值估计。

对于服从正态分布的指标适宜采用正态分布法计算，若指标不服从正态分布，首先考虑进行数学变换，如对数变换，变换后如果服从正态分布，则按变换后的新指标计算参考值范围，然后再用反函数返回原变量值；若经变换后仍不成正态分布，则可以采用百分位数法。但要注意，百分位数法利用的样本信息是不充分的。

例 2 - 9 某地调查了 120 名发育正常的 7 岁男童身高，得均数为 120 cm，标准差为 4.5 cm，试估计该地 7 岁男童身高的 95％参考值范围。

一般来说，7 岁男童身高过矮和过高都认为属异常，故此参考值范围取双侧范围。又因为该指标近似服从正态分布，因此可采用正态分布法求其 95％参考值范围。

$$下限为：\bar{X} - 1.96S = 120 - 1.96 \times 4.5 = 111.18(cm)$$

$$上限为：\bar{X} + 1.96S = 120 + 1.96 \times 4.5 = 128.82(cm)$$

即该地 7 岁男童身高的 95％参考值范围为 111.18～128.82(cm)。

2. 质量控制

在管理科学中质量控制领域常提到"6σ"原则，又称六西格玛（Six Sigma），意指正常情况下检测误差服从正态分布，根据正态分布的曲线面积或概率分布理论可知，3σ 之外的观察值出现的概率不到 3‰，若出现，则提示测量或产品质量有问题，正态分布曲线两侧正负两个 3σ 形成 6σ。故规定：以 $\bar{X}$ 为中心线，$\bar{X} \pm 2S$ 为警戒线，$\bar{X} \pm 3S$ 为控制线，根据以上的规定还可以绘制出质量控制图。

3. 统计方法的理论基础

正态分布是许多统计方法的理论基础：如 t 分布、F 分布、χ^2 分布都是在正态分布的基础上推导出来的，u 检验也是以正态分布为基础的。此外，根据中心极限定理,很多统计量的分布(如 t 分布、二项分布、Poisson 分布)的极限均为正态分布,在样本含量足够大时,可以按正态分布原理进行统计推断。

第二节　计数资料的统计描述

计数资料常见的数据形式是绝对数,如某医院某病的治愈人数、死亡人数等。但是绝对数往往不便于相互比较,此时需要在绝对数的基础上计算相对数指标进行统计描述。常用的相对数指标有强度相对数、结构相对数和相对比三种。

一、常用的相对数指标

(一)强度相对数

又称为率(rate),用以说明单位时间内某现象发生的频率或强度。计算公式为

$$率 = \frac{某时期内发生某现象的观察单位数}{同期可能发生某现象的观察单位总数} \times K \qquad (2-17)$$

其中,K 为比例基数,可取 100%、1 000‰、100 000/10 万等。

例 2-10　某年甲医院治疗某疾病 1 000 人,治愈 400 人,则该年甲医院该疾病的治愈率为 $\frac{400}{1\,000} \times 100\% = 40\%$。

(二)结构相对数

又称构成比(proportion),表示事物内部某一组成部分观察单位数与该事物各组成部分的观察单位总数之比,用以说明事物内部各组成部分所占的比重,通常用百分数表示。计算公式为

$$构成比 = \frac{某一组成部分的观察单位数}{同一事物各组成部分的观察单位总数} \times 100\% \qquad (2-18)$$

例 2-11　某医院 2012 年和 2022 年因某 5 种疾病住院的病人数见表 2-5。2012 年因该 5 种疾病住院人数共 15 321 人,其中因呼吸系统疾病住院者 3 742 人,则呼吸系统疾病住院人数占该 5 种疾病住院人数的构成比为 3 742/15 321 = 24.42%。 同理,可分别计算出 2012 年和 2022 年循环系统疾病、消化系统疾病等住院人数占因该 5 种疾病住院人数的构成比,结果见表 2-5。

表 2－5 某医院 2012 年和 2022 年住院病人 5 种疾病构成情况

疾 病 种 类	2012 年		2022 年	
	住院人数	构成比(%)	住院人数	构成比(%)
呼吸系统疾病	3 742	24.42	5 433	24.63
循环系统疾病	3 312	21.62	5 841	26.48
消化系统疾病	3 240	21.15	4 371	19.81
损伤与中毒	2 283	14.90	2 819	12.78
肿 瘤	2 744	17.91	3 595	16.30
合 计	15 321	100.00	22 059	100.00

从表 2－5 可以看出该医院 2012 年和 2022 年因五种疾病住院人数构成比的排序不同。2012 年 5 种疾病住院人数中呼吸系统疾病所占比重最大,其次为循环系统疾病、消化系统疾病、肿瘤、损伤与中毒;而 2022 年循环系统疾病占 5 种疾病住院人数的比重最大,其次为呼吸系统疾病、消化系统疾病、肿瘤,因损伤与中毒住院人数所占比重最小。

由此可以看到构成比具有以下特点:① 分子是分母的一部分,各组成部分构成比数值在 0～1 之间波动,各组成部分的构成比之和等于 1 或 100%。② 各构成部分之间相互影响,某一部分比重的变化不仅受到其自身数值变化的影响,还受其他组成部分数值变化的影响。

(三) 相对比

相对比是两个指标 A 与 B 之比,说明两指标间的比例关系,实际应用中简称比(ratio)。A、B 两指标可以性质相同,如新生儿性别比,也可以性质不同,如医护人员数与病床数之比等。通常以倍数或百分数(%)表示,计算公式为

$$比 = \frac{A}{B}(或 \times 100\%) \tag{2-19}$$

式中,A、B 两个指标可以是绝对数、相对数或平均数。

例 2－12 某地某年出生的婴儿中,男性婴儿为 484 人,女性婴儿为 460 人,求出生婴儿的性别比例。

$$性别比 = \frac{484}{460} = 1.052$$

二、应用相对数时需注意的问题

（1）应用相对数时不能以构成比代替率。构成比只能说明某一事物内部各组成部分所占的比重，而不能反映某现象发生的频率或强度。若误以构成比代替率，则会导致错误的结论。如某研究者观察了 600 例烧伤患儿，210 例早期有休克症状，其中 3 岁以下者 110 例，占 52%，3 岁以上者 100 例，占 48%，由此得出年龄越小，休克发生率越高的结论。该结论的错误就在于误把构成比当作率使用。

（2）计算相对数时应有足够的观察单位数。一般地说，样本数量较多，计算的相对数可靠性也较大。当观察例数很少时，不宜计算率，在表达结果时可直接叙述，如 12 只动物死亡 2 只，9 名患者治愈 4 人等。

（3）用率或构成比进行组间比较时，要注意资料之间是否有可比性，如比较两组患者的治愈率，应检查两组患者的病情轻重是否一致等。

（4）分组资料计算合并率时，不能用各个率相加后的平均值，而应该用分子、分母的合计数进行计算。

第三节　统计表与统计图

统计表（statistical table）和统计图（statistical chart）是统计描述中常用的重要工具，以简单明了、直观形象、清晰易懂的方式对数据的基本特征进行描述，使人们对所要研究的数据有一个整体上的、直观的印象。

一、统计表

统计表分广义统计表和狭义统计表两种。广义统计表包括原始数据记录表、登记表、调查表等。狭义统计表仅限于统计结果表，表中的数据主要是各种统计量，如例数、均数、标准差、百分比、率等。频数分布表也属于狭义统计表。下面介绍的内容仅限于狭义统计表。

（一）统计表的结构

一般来说，统计表由标题、标目、线条、数字四部分组成，必要时附有备注。

1. 标题

位于表的上方，用以概括地说明表的主要内容。必要时注明时间和地点。若一篇文章中有两张以上统计表，则每张统计表的标题前应加序号，如表 1、表 2。

2. 标目

根据其位置与作用可分为横标目、纵标目和总标目。横标目位于表的左侧,用于说明各横行数字的含义,一般为研究的事物;纵标目位于表的右侧上方,用于说明各纵栏数字的含义,即研究事物的指标。只有组合表才有总标目,它是对横标目或纵标目内容的再一次概括。

3. 线条

通常采用三条线。即顶线、底线,纵标目下的分隔线,如有合计,可以加一条分隔线。若是组合表,在总标目与纵标目之间有短横线隔开。

4. 数字

一律采用阿拉伯数字。要求完整、准确无误。同一指标位数一致,位次对齐。统计表中不能留有空白项目,缺省用"…"表示,不存在或不需要用"—"表示,数值为零用"0"表示。

5. 备注

不是表中必备项目。若是表内某个数字或标目需作说明时,可用"*"号、"#"号等符号标出,将说明写在底线的下面。

(二)统计表的种类

统计表可分为简单表与复合表两种。

1. 简单表

只按一个主要标志分组,如表 2 - 6,按矫治方法分为新医疗法和眼保健操两组。

表 2 - 6   某医院用两种疗法矫治假性近视眼的近期有效率

矫 治 方 法	观 察 人 数	近期有效人数	近期有效率(%)
新医疗法	32	16	50.0
眼保健操	32	9	28.1
合 计	64	25	39.1

2. 复合表

按两个或两个以上主要标志分组,如表 2 - 7 将职工的检测指标变量与年份变量结合起来分组,可以分析不同指标不同年份的异常检出率。

表 2-7 某省某工厂 2014、2018 年 4 项检测指标异常检出率

检测指标	2014 年			2018 年		
	受检人数	异常人数	检出率(%)	受检人数	异常人数	检出率(%)
血压	519	55	8.89	582	38	6.52
心率	519	44	8.48	582	39	6.70
TTT	519	36	6.94	582	23	3.95
GPT	519	20	3.85	582	16	2.75

TTT：麝香草酚浊度试验；GPT：谷丙转氨酶。

二、统计图

统计图是用点的位置、线段升降、直条的长短及面积的大小等几何图形表达统计指标的结果、对比关系以及变化趋势。由于具有直观形象的优点,常常被科研论文及宣传展览所采用。其缺点是不能精确地表示数量大小,因而常和统计表一并使用。

（一）统计图的结构

统计图通常由标题、图域、标目、刻度和图例五部分组成。

1. 标题

其作用及要求与统计表的标题相同,位于图的下方。若同一篇文章中有两个以上统计图时,则标题前应有序号,如图 1、图 2。

2. 图域

即制图空间。以纵横轴为坐标绘制的图形,一般取第一象限为作图区,两轴的交点为起点,考虑到图形的美观,长宽之比一般是 7∶5。

3. 标目

分为纵标目与横标目,分别表示纵轴与横轴数字刻度的意义,一般有度量衡单位。按中文排版习惯,纵标目由上而下,横标目由左向右。

4. 刻度

指在纵轴或横轴上的坐标。按从小到大的顺序,纵轴刻度数值由下向上排列,横轴刻度数值从左到右排列。常用的刻度有算术尺度和对数尺度两种。

5. 图例

其目的是为了使读者能区分统计图中各种图形的意义。图例通常在横标目与

标题之间,如果图中有较多空间,也可放在图中右上方。

(二)常用统计图形的绘制方法

1. 条图(bar chart)

是用等宽直条的长短来表示相互独立的各统计指标的数值的大小。常用的条图有如下两种:① 单式条图,具有一个统计指标、一个分组因素,如图 2-3。② 复式条图,具有一个统计指标、多个分组因素,如图 2-4。

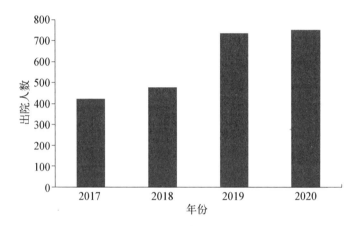

图 2-3 2017~2020 年某医院某科室出院人数

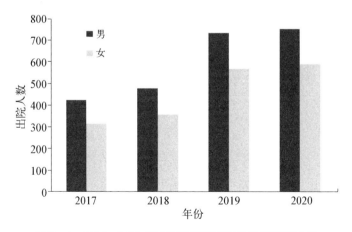

图 2-4 2017~2020 年某医院某科室不同性别出院人数

绘制条图时应注意:① 同一条图中各直条宽度必须相等,高度或长度应与统计数字大小成比例;② 各直条按自然顺序排列,若无自然顺序,则按直条的长短顺序排列;③ 各直条间间隔相等,其宽度约为直条宽度的 1/2 倍或 1 倍;④ 表示指标数量的尺度必须从"0"点开始,否则会改变各直条长短比例,使人产生错觉。

2. 圆图(pie chart)

以圆面积为 100%,圆内各扇形面积的大小代表各组成部分所占百分比,是用以反映某一事物(现象)内部构成的一种圆形图。圆内各部分按事物自然顺序或按百分比的大小顺序,以时钟 9 点或 12 点位置作为始点,顺时针方向排列,如图 2-5。

3. 百分条图(percentage bar chart)

以直条的面积为 100%,以各段面积大小表示事物内部各组成部分所占比例,适用于描述一个计数资料的构成比或比较多个计数资料的构成比。

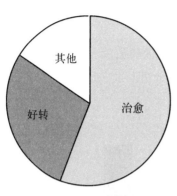

图 2-5　2018 年某科室出院患者疗效构成

竖条形的百分条图中横坐标是组别,纵坐标是百分数;横条形的百分条图中纵坐标是组别,横坐标是百分数。图 2-6 是 2017~2020 年四个年度疗效构成比的百分条图,直观描述了四个年度疗效的构成。

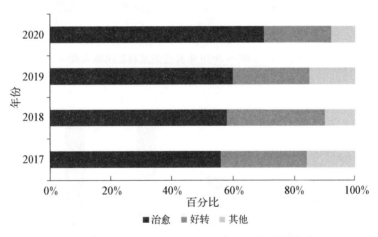

图 2-6　2017~2020 年某科室出院患者疗效构成

4. 线图(line graph)

线图是用线段的升降表示某现象随另一现象变化而变化的趋势,纵横坐标均为算术尺度,适用于连续型变量资料。

绘制线图时要求两个连续型变量的观察值应一一对应,在平面直角坐标系中用点的形式描画出每一对观察值所在的位置,然后用直线连接相邻的点。有时可以将两个或几个意义相同的线图放在同一个坐标系中,以利于直观比较它们的变化趋势。图 2-7 描述了 2017 年到 2020 年住院总费用、药品费用与检查费用的变化趋势。

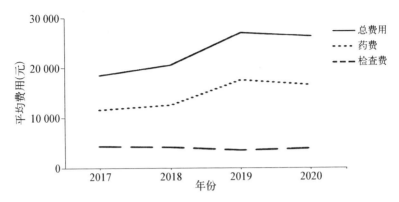

图 2-7　2017~2020 年住院总费用、药品费用与检查费用的变化趋势

5. 半对数线图（semi-logarithmic line graph）

这是一种特殊的线图，其纵坐标变量取对数尺度，横坐标变量为算术尺度，表示某现象随另一现象变化而变化的速度，适用于几组数据变化速度的对比，尤其是数据相差悬殊的几个比较组变化速度的对比。图 2-7 显示，住院总费用、药品费用的变化较大，而检验费用基本持平。但从图 2-8 半对数线图可以看出，住院总费用、药品费用、检验费用的变化速度都不大，基本持平。图 2-8 半对数线图反映了实际数据速度变化的真实情况。

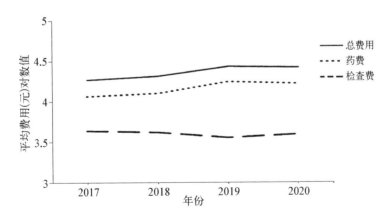

图 2-8　2017~2020 年住院总费用、药品费用与检查费用变化速度的半对数线图

6. 箱图（box plot）

描述计量资料分布特征的一种直观形象的统计图形。图 2-9 中用到 5 个基本统计量：最小值、下四分位数、中位数、上四分位数和最大值。其中，"箱子"的上下两个柄分别为除离群值外的最大值与最小值（若数据中存在离群值，则用"＊"或"o"标出）；"箱子"的上线是上四分位数，即 P_{75}；"箱子"的下线是下四分位数，即 P_{25}；"箱子"中间的线是中位数；"箱子"（矩形）越长，表示资料变异程度越大；反之，变异程度越小。

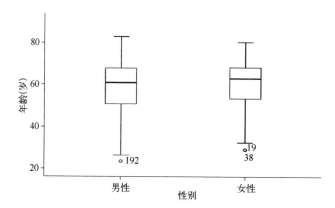

图 2 - 9　2020 年某医院某科室不同性别住院病人的年龄（岁）

7. 散点图（scatter plot）

以横轴代表指标 X，以纵轴代表指标 Y，在直角坐标系中画出每一对观察值所在的位置点（但不用直线连接这些点），用点的密集程度和趋势表示两指标间的相互关系，适用于双变量资料（图 2 - 10）。

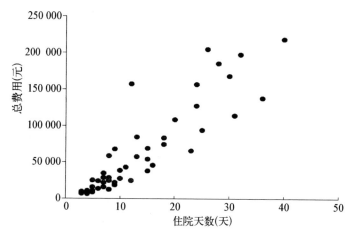

图 2 - 10　2015 年某医院某科室出院病人住院天数与总费用散点图

8. 直方图（histogram）

用矩形面积表示连续型变量的频数（频率）分布的一种统计图。其横轴表示被观察现象分组,纵轴从 0 开始,表示频数或频率。各直条间不留空隙,一般情况,资料为等距分组。对非等距分组资料,则应先将频数或频率按比例折算成等距时的频数或频率(图 2-11)。

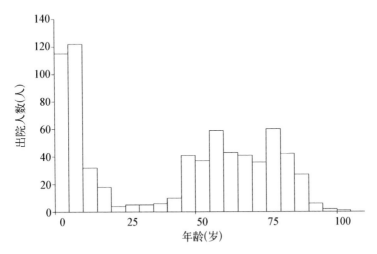

图 2-11 2020 年某医院出院病人年龄(岁)频数分布

· 练 习 题 ·

1. 2019 年某大学 100 名正常女子总胆固醇值(mmol/L)测定如下,① 试编制频数表并绘制直方图;② 计算平均数及变异指标,并指出使用何种指标较好,为什么?

3.18	3.58	5.50	3.32	3.02	5.59	3.27	3.25	3.84	3.25
3.78	3.98	4.80	3.07	3.78	3.91	5.25	4.15	3.95	4.57
3.41	4.17	3.51	4.61	3.63	3.84	4.84	4.52	4.13	3.90
3.75	5.08	4.06	4.50	3.90	3.91	4.26	3.87	3.96	4.59
3.55	3.26	5.71	3.70	2.50	3.50	2.58	4.50	3.68	3.95
3.00	4.48	2.78	5.35	3.23	4.78	4.06	3.66	3.29	3.92
5.26	2.70	3.98	4.83	4.83	4.33	3.88	4.15	5.35	4.13
3.60	2.75	4.52	4.28	4.73	4.20	4.34	4.90	3.99	5.55
3.50	3.57	4.53	4.95	3.95	3.52	3.86	4.75	4.41	3.80
4.25	3.87	5.13	5.03	4.12	2.98	3.90	4.17	4.36	3.92

2. 61 例微丝蚴血症患者通过 IPA 间接荧光抗体试验法测得其抗体滴度的分布如下,试计算相应统计指标。

抗体滴度	1 : 10	1 : 20	1 : 40	1 : 80	1 : 160
例　数	8	16	19	11	7

3. 分别将下表资料中两疾病发病率的历年变动情况绘制成普通线图和半对数线图,并说明两种图形的不同意义。

某单位 2010～2018 年普通感冒与支气管炎发病率(‰)

年　份	感　冒	支气管炎
2010	126.27	6.63
2011	92.19	6.37
2012	107.59	5.90
2013	101.93	5.69
2014	92.60	5.49
2015	73.20	4.32
2016	51.40	3.04
2017	42.39	2.42
2018	33.92	2.27

4. 将下表资料绘成合适的图形。

部分亚洲国家成人 HIV 感染情况

国　家	成人感染率(%)
印度	0.82
泰国	2.23
缅甸	1.79
中国	0.06
柬埔寨	2.40

（王　睿　许金芳　秦婴逸）

第三章　调查研究设计

在卫生管理领域,调查研究是一种常用和基本的研究方法,属于观察性研究。调查研究可以帮助人们了解社会经济状况、人类环境状况、卫生服务状况以及人群健康状况,从而分析影响人群健康状况的因素,为制定卫生政策和卫生规划、采取卫生措施提供科学依据。应力性骨损伤是部队常见的训练伤,可明显缩短官兵的运动寿命和服役年限,极大影响部队战斗力。为了解高原地区部队应力性骨损伤的发生率以及发生应力性骨损伤的风险因素,可对部队官兵进行调查。本章将以某高原地区部队应力性骨折损伤的发生率以及发生应力性骨折损伤风险因素的调查为主要案例,详细介绍调查问卷编制、抽样调查、组织实施等关键环节。

第一节　调查研究的特点和分类

调查研究(survey research)是应用科学的方法和客观态度有目的、有计划、系统地收集特定范围内某种社会特征的大量资料,通过统计分析,发现存在问题,探索一定规律而采用的一种研究方法。

一、调查研究的特点

调查研究具有以下特点:

1. 研究过程中没有人为地施加干预措施

客观地观察记录某些现象的现状及其相关特征,通过分析收集的数据资料,揭示这些现象的发生规律和影响因素。

2. 调查研究不能进行随机分组

由于调查研究中的现象及其相关特征是客观存在的,因而不能采用随机分组的办法平衡或消除混杂因素(confounder)的影响。因此需要在设计时考虑收集哪些可能的混杂因素,才能在数据分析阶段采用标准化法、分层分析、多因素统计分析等方法来控制混杂因素的影响。对于人群的调查研究,常需要考虑的是年龄因素的混杂,因而年龄是非常重要的人口学指标。又如,在研究不同等级医院的医疗质量时,病人的来源、病情轻重的构成就可能是非常重要的混杂因素,因此需要在调查方案中设计相关指标的收集。

3. 调查研究多采用问卷作为调查工具

因此问卷的设计非常重要,问卷是否可靠,直接影响到调查结果的可信度,通常都会对问卷进行信度和效度的评价。此外,调查前还需要制定详细周密的质量控制措施,以确保整个调查过程顺利实施。为了保证调查的顺利开展和调查质量,对每一个环节都需要实行严格的质量控制,包括从设计阶段(含调查表的设计)到调查员培训、现场调查阶段以及资料整理阶段等各个环节,都制定了严密的质量控制措施,尤其是现场调查阶段更是质量控制的关键环节。

二、调查研究的分类

调查研究方法从不同的角度有不同的分类方法。根据调查结果,可以分为定性调查与定量调查;按照调查的时间维度划分,可以分为横断面调查和纵向调查;根据调查对象范围,可以分为普查、抽样调查和典型调查。

(一)根据调查结果分类

1. 定性研究(qualitative research)

相对于定量研究来说的,定性研究是指研究者用来定义问题或处理问题的途径和方法,通过发掘问题、理解事件现象、分析人类的行为与观点以及回答问题来获取敏锐的洞察力。定性研究由访问(interview)、观察(observation)、案例研究(case study)等多种方法组成,目的在于通过描述、解释事物、事件、现象与人物,更好地、深入地理解所研究的问题。如通过定性研究来获得贫困地区卫生服务缺失的表现、原因以及解决对策。

2. 定量研究(quantitative research)

通过对研究对象的特征的分析与比较来测定对象特征数值,从而了解某些因素间的量的变化规律。定量研究将问题与现象用数量来表示,如章前案例中就是通过定量调查研究获得新兵应力性骨损伤患病率及相关影响因素。

(二)根据时间维度分类

1. 横断面调查研究(cross-sectional studies)

又称现况调查研究是指在特定的时间点或时期内,对人群的健康状况、卫生服务状况、健康危险因素等进行调查研究;调查时间不宜过长,一般控制在一个月内较为适当。

2. 纵向调查研究（longitudinal study）

按照时间顺序可以分为回顾性调查研究（retrospective study）、前瞻性调查研究（prospective study）和双向性调查（ambispective study）。如章前案例中,所开展的训练伤调查即是采用前瞻性调查。流行病学研究常见的两种纵向调查是病例对照研究和队列研究（详见流行病学教材）。

（三）根据调查范围分类

1. 普查（census, overall survey）

亦称全面调查,是指对组成总体的所有观察单位进行全部调查,如我国开展的人口普查。理论上普查可以直接获得总体参数,没有抽样误差,但往往非抽样误差较大。另外普查需要投入大量的人力物力,组织工作量大。

2. 抽样调查（sampling survey）

指从总体中抽出部分观察单位组成样本,通过对样本信息的收集和分析,以推断总体的信息特征。与普查相比,抽样调查能以较小的投入获得对总体信息的估计,但为了保证样本的代表性,抽样调查需要按照随机的原则,根据总体特征设计不同的抽样方案,既保证样本对总体的代表性又具有可实施性。抽样调查是卫生管理研究与实践中常用的方法,也是本章所要重点介绍的内容。

3. 典型调查（typical survey）

指在对事物作全面分析的基础上,有目的地选定典型人物、单位或事件进行深入的调查。如对某改革试点单位的调查,可以通过总结经验教训,为改革方案的推广实施提供参考。

第二节 调查研究设计的要素

调查研究设计是统计研究设计的一个重要部分,是对调查研究工作全过程的总设想和安排,是调查研究工作的先导和依据,也是调查研究结果准确可靠的保证。调查研究设计的基本程序就是根据研究目的,确定调查对象和观察单位,确定调查方法和样本含量;根据调查目的确定具体的观察指标,以及调查的项目,进而设计成调查表或问卷,然后确定资料收集方法和资料整理、分析计划,最后制定调查组织计划及调查质量控制措施。因此,调查研究设计的基本要素包括:调查目的、调查对象、观察单位、调查范围、调查方法、调查内容、收集资料的方法、调查表或问卷、调查的组织安排计划以及调查研究的质量控制措施。

一、确定调查目的和指标

明确调查目的就是要搞清楚,通过调查研究需要解决哪些主要问题,从而确定收集哪些资料,调查哪些项目,计算哪些指标。调查目的最终体现在调查指标上,是选择调查指标的依据,调查指标又是调查目的的具体体现。例如,应力性骨损伤是部队常见的训练伤,可明显缩短官兵的运动寿命和服役年限,极大影响部队战斗力。通过调查,明确应力性骨损伤高风险人群,调整军队士兵的训练方式,规避危险因素,降低应力性骨损伤的发生率。这里,调查研究的目的是了解高原部队应力性骨损伤的发生情况,明确应力性骨损伤高风险人群并探讨可能的风险因素。调查目的通过具体的调查指标来体现。调查指标要精选,尽量使用客观性强、灵敏度高、精确性好的指标。本例调查的内容就是我国高原地区部队新兵应力性骨损伤的发生率、人口学特征,入伍前和入伍时的运动、饮食等指标。

二、确定调查对象和观察单位

根据调查目的确定调查对象,即明确调查总体的同质范围。例如,如果要了解新兵新训时运动伤情况,则调查对象为当年度入伍的新兵。组成调查对象的每个"个体"即是观察单位,观察单位可以是一个人、一个家庭或一个单位。例如,如果要调查某市医疗卫生机构运行状况,则调查对象为医疗机构,每一家医疗机构就是一个观察单位。观察单位的确定非常重要,它决定了调查表的制定。例如针对每"一个人"或是每"一个家庭"为单位开展的调查,其调查表的设计项目和内容是不一样的。

确定调查对象和观察单位后,还要确定调查多少观察单位,即样本含量(sample size),在调查研究设计中,样本含量的估计是一个十分重要的问题。抽样误差大小与样本含量直接相关,因此确定一个恰当的样本含量可以将抽样误差控制在一定范围内。若样本含量过少,所得指标不稳定,则推断总体精度差,检验效能低;而样本含量过多,不仅增加调查成本,而且可能增大各种非抽样误差,也给调查的质量控制带来很多的困难;因此,样本含量的估计就是在保证一定推断精度和检验效能的前提下,确定最少的观察单位数。

三、确定调查方法

调查方法需要根据调查目的、调查对象范围以及具备的条件来确定。如果调查的目的主要是为了了解总体参数的特征,如开展实施某项措施后效果评价,常采用现况调查或横断面调查的方法;如果调查目的主要是研究事物之间的相互关系,则可采用病例对照研究或是队列研究的方法。根据调查对象范围,以确定采用普查、典型调查或抽样调查方式。如果调查对象的总体范围不大,可以采用普查的方式,如果调查对象的总体范围很大或是无限总体时,则只能采用抽样调查的方法,典型调查通常是在对调查对象进行初步分析的基础上,有意识地选取少数具有代表性的典型单位而进行的深入细致调查。

四、确定调查方式

调查方式是指收集数据的方法,常用的方法有直接观察法、直接访问法、间接访问法等。

1. 直接观察法

调查员对调查对象进行直接检查、测量或计数来取得资料。如对社区老年人血压的测量,对儿童进行身高、体重的测量等,在临床上常用直接观察法。直接观察法得到的结果真实,数据可靠性高,但需要花费较多的人力和财力。

2. 直接访问法

调查员对调查对象进行面对面采访(face to face interview),调查员口头询问调查对象,并填写问卷的方法。直接访问法能较好地保证调查对象对问题的理解,应答率高,较少出现漏项或空缺,但此法需要对调查人员进行统一的培训,以避免诱导式提问,保证调查结果的客观性和真实性,且花费较多。

3. 间接访问法

通过电话、信件或网络等方式对调查对象进行间接调查,也可采用专题小组或召开调查会等多种形式来收集资料。这种调查方式应答率较低,调查质量较差。

五、确定调查项目和制定调查表

调查表(questionnaire)是由各个调查项目组成的调查研究的基本工具,调查项目是围绕着调查目的和分析指标所设置的。通常调查表包括分析项目和被查项目两大部分。

1. 分析项目

根据研究目的和观察指标所确定的必须调查的项目,是调查表的核心内容。设计分析项目既要全面,又要精选,如调查居民两周患病率和慢性病患病率,同时需要收集居民的年龄、性别以及家庭经济收入状况,以便分析不同年龄、性别以及家庭经济收入状况对居民卫生服务需要的影响。

2. 备查项目

为便于复核和更正错误而设置的项目,属于调查质量控制内容,旨在保证调查项目填写的完整性和准确性,通常不直接用于分析。如调查对象的基本情况、地址、联系方式等,以及调查员姓名、调查日期、调查的起止时间、复核结果以及未调查原因等,以备调查项目不全时核对和补充。

调查表设计是调查设计中的主要内容,调查表设计的好坏直接影响到调查是否成功,因此调查表设计是调查设计的重要内容,详见本章第四节。

六、调查的组织和实施

调查性研究工作的社会性较强,因此组织工作十分重要。组织计划包括领导、宣传、时间进度、地域划分、调查员培训、经费预算、准备调查表等工作。同时还需要制定严密的质量控制组织措施,以保证调查工作质量。

(1)建立工作机构:包括课题研究领导机构、现场实施技术质控小组、现场实施后勤小组、现场实施宣传小组等相关机构,以保证各项工作能落到实处。

(2)制定有关制度和政策:包括各个机构的任务、调查员职责、质控员职责等,以保证调查的顺利实施和调查结果的准确性。

(3)做好调查员选拔与培训:在调查性研究中,调查员的选拔与培训是十分重要的环节,将在第五节质量控制中详细介绍。

(4)编写研究课题执行须知手册,制定调查质量控制指标。

(5)宣传动员工作:通过在实施调查前开展宣传动员工作,调动被调查对象的积极性,可以通过广播、电视、橱窗、传单等各种方式进行宣传动员。宣传动员工作对于增加调查人群的参与度,提高问卷回收率具有十分重要的意义。

七、资料的整理分析计划

资料的整理分析计划包括资料的核查、补缺、数据的录入、编码、资料的分组、指标的计算和统计分析,通常在研究设计阶段就应该制定。基于纸质调查表的数据整理分析通常分为以下几个步骤。

1. 问卷核查

在数据整理阶段,问卷核查分为完整性核查和逻辑核查。完整性核查是在调查现场由调查员对调查表全部项目进行自查和互查,核对填写是否完整无缺,如有漏项,应立即补填;无法补填的,应尽快重新访问被访者;逻辑检查主要检查逻辑上的矛盾,如出生日期与死亡日期矛盾等。逻辑检查应和完整性检查应同时进行。

2. 数据编码

数据编码(coding)就是给每一个问题以及每一个可能答案分配一个代码。在问卷设计时的编码为事前编码,在数据收集后的编码为事后编码。事后编码主要针对开放性问题和封闭性问题中的"其他"一项。一般是针对每一个问题,将所有回答归纳整理成一些主要类型,从而给予适当的编码。编码需要统一的规则以便后续数据分析。可将编码信息制定成编码手册,可以方便数据分析人员快速了解数据。

3. 数据录入

通常采用数据库软件系统建立数据库,如 FoxPro、Excel、EpiData 等软件。需要为每位数据录入人员提供一份统一的录入说明书,并进行必要的培训。为保证质量,往往需要两位录入员双录入比对。值得一提的是,随着科技的发展,越来越多的调查采用电子调查表,在电子设备上完成的调查表可以直接通过数据导出的方法变成可以分析的文件格式,从而省略数据录入环节,这样就减少录入环节产生的错误。

4. 数据整理

录入后的数据作为原始数据应妥善保存,在此基础上需要对数据质量和内容进行清理和检查等,如变量的缺失值检查、连续变量变换成分类变量等。需要对数据整理的过程作详细记录。

5. 数据分析

数据分析常用的软件包括 Excel、SPSS、SAS、STATA、R 等。不同的统计软件功能和操作略有不同,研究者可以根据实际需要加以选择。数据分析应当按照调查研究设计遵循一定的计划,有时也需要在实际分析过程中灵活变换。应当注意的是,数据分析方法仅仅是解决问题的工具和手段,存在一定的局限性,研究结论应该是在分析结果的基础上做更加全面综合的分析后得出的。

第三节　常用的抽样方法及样本含量估算

抽样研究是从研究对象的总体中随机抽取部分观察单位组成研究样本,对样本进行研究。通过样本信息推断总体信息,并估计抽样误差的大小。抽样调查可分为概率抽样和非概率抽样两大类。

一、概率抽样

按照某种特定的机会抽取样本的方法叫做概率抽样(probability sampling)。常用的概率抽样方法有单纯随机抽样、系统抽样、整群抽样、分层抽样及多阶段抽样方法。采用何种抽样方法,应根据具体情况选用。

（一）单纯随机抽样

1. 基本概念

单纯随机抽样（simple random sampling）又称简单随机抽样，是按等概率原则直接从含有 N 个观察单位的总体中抽取 n 个观察单位组成样本。具体做法是将总体的 N 个观察单位编号，形成抽样框架（sampling frame），然后在抽样框架中随机抽取 n 个观察单位组成样本。可借助随机数字表（random number）或计算机产生随机数来进行抽样。

例如，某社区有 3 000 名 60 岁以上的老人，需要从该人群中随机抽取 600 人进行调查，了解高血压患病情况。先将 3 000 名老人逐一记录姓名并依次编号：1，2，3，…，3 000，再从随机数字表中任一列任一行开始，每四个连续数字为一组，依次读入 600 个在 3 000 以内的随机数字（有相同者跳过），这 600 个随机数字所对应的相应编号的调查对象即被确定为抽中的观察单位。

2. 样本量估计

样本量估算的影响因素：

（1）总体中个体的变异程度：如果个体间变异程度小，则需要的样本量也较少；反之，如果变异程度较大，则需要较大的样本量。通常用指标的变异系数 CV 来反映个体间变异。实际工作中往往不知道 CV 的大小，常通过文献查阅或预调查数据进行粗略估计。

（2）调查的精度：用最大相对误差 ε 或绝对误差 δ 反映精度的要求，ε 为测定值与真实值之差与真实值的比值，δ 为测定值与真实值之差。精度要求越高，所需要的样本量就越大。ε 可由研究者根据研究问题的背景加以确定。

（3）置信水平：通常用置信水平 $1-\alpha$ 反映置信水平。置信水平要求越高，所需样本量越大，通常取 90%、95% 或 99% 置信区间。

（4）应答率：应答率（response rate）指完成的合格调查样本单位数占实际调查样本单位总数（包括因各种原因而无法完成调查的观察对象）的比例。最理想的情况是应答率为 100%，实际调查中会因各种原因而出现无应答，使得应答率下降。为了保证最终研究获得足够的有效样本，在估算样本量时通常需要根据可能的应答率增加样本量。设估算出的样本量为 n_0，应答率为 p_r，则校正的样本量为 $n = \dfrac{n_0}{p_r}$。

（5）设计效率：设计效率（design effect，Deff）指研究中实际采用的抽样方法（通常为复杂抽样）估计的方差与采用单纯随机抽样方法估计的方差的比值。研究显示,采用复杂抽样设计时,设计效率 Deff 一般会在 1.5～3.0,即调查结果的方差会增大。所以,在估算样本量时,应考虑复杂抽样设计的设计效率对研究结果的影响,一般先按照单纯随机抽样设计估计出初始样本量,再乘以设计效率 Deff 得到最终的样本量。

对于单纯随机抽样,估计样本量的公式如下:

(1)估计总体均数时所需的样本量

$$n = \frac{Z_{\alpha/2}^2 CV^2}{\varepsilon^2} = \frac{Z_{\alpha/2}^2 \left(\dfrac{\sigma}{\mu}\right)^2}{\left(\dfrac{\overline{x} - \mu}{\mu}\right)^2} = \frac{Z_{\alpha/2}^2 \sigma^2}{\delta^2} \tag{3-1}$$

(2)估计总体率 π 时所需的样本量

当预估 π 在 0.2～0.8 时,

$$n = \frac{Z_{\alpha/2}^2 (1-\pi)}{\varepsilon^2 \pi} = \frac{Z_{\alpha/2}^2 (1-\pi)}{\left(\dfrac{\delta}{\pi}\right)^2 \pi} = \frac{Z_{\alpha/2}^2 (1-\pi)\pi}{\delta^2} \tag{3-2}$$

当预估 π 小于 0.2 或大于 0.8 时,往往需要对 π 进行平方根反正弦变换,即 $\sin^{-1}\sqrt{\pi}$,再按正态近似原理估算样本量,此时公式为

$$n = \left[\frac{Z_{\alpha/2}}{\sin^{-1}\left(\varepsilon\sqrt{\dfrac{\pi}{1-\pi}}\right)}\right]^2 = \left[\frac{Z_{\alpha/2}}{\sin^{-1}\left(\dfrac{\delta}{\pi}\sqrt{\dfrac{\pi}{1-\pi}}\right)}\right]^2 = \left[\frac{Z_{\alpha/2}}{\sin^{-1}\left(\delta\Big/\sqrt{\dfrac{\pi}{1-\pi}}\right)}\right]^2$$
$$\tag{3-3}$$

公式(3-2)和(3-3)中,π 为总体率,实际应用中由于 π 未知,常通过文献查阅或预调查获得的样本率对其进行预估。δ 为绝对容许误差,即 $\delta = |\, p - \pi \,|$,ε 为相对误差,即 $\varepsilon = \dfrac{|\, p - \pi \,|}{\pi}$,$1-\alpha$ 为置信水平,$Z_{\alpha/2}$ 为双侧标准正态离差值。

例 3-1　某妇幼保健机构欲估计某地 6 岁学龄儿童的身高发育状况。根据文献资料,6 岁学龄儿童身高的标准差约为 5 cm。要求对身高的总体均数进行估计,要求按 95% 的置信度,所估计的总体均数($\hat{\mu} = \overline{X}$)与真实总体均数(μ)之差不超过 0.5 cm,应调查多少名 6 岁学龄儿童?

本例,$\sigma = 5$,$\delta = 0.5$,$\alpha = 1 - 0.95 = 0.05$,$Z_{0.05/2} = 1.96$,代入公式(3-1),得

$$n = \frac{1.96^2 \times 5^2}{0.5^2} = 384.2$$

故应至少调查 385 名 6 岁学龄儿童。

例 3 - 2 某研究者想了解我国高原地区新兵下肢应力性骨损伤的发病情况。根据文献估计,我国新兵下肢应力性骨损伤的发病率为 13.2%,如果要求最大相对误差 ε＝10%,当置信度为 95% 时,问需抽样调查多少新兵?

根据文献估计,推测 π 小于 0.2,由公式(3-3)得

$$n = \left(\frac{Z_{\alpha/2}}{\sin^{-1}\left(\varepsilon\sqrt{\frac{\pi}{1-\pi}}\right)} \right)^2 = \left(\frac{1.96}{\sin^{-1}\left(0.1\sqrt{\frac{0.132}{1-0.132}}\right)} \right)^2 = 3351.6$$

故至少需要调查 3 352 名新兵。

单纯随机抽样是最基本的抽样方法,也是其他抽样方法的基础,当抽样框架完整时,可以直接从中抽取样本。其优点是均数(或率)及标准误的计算简便。但在实际工作中,往往难以得到总体完整的信息,难以确定抽样框架,因而就无法采用单纯随机抽样的办法。此外采用单纯随机抽样方法所抽得的样本单元很分散,这给实施调查带来困难。因此,单纯随机抽样方法很少单独使用,而常与其他抽样方法联合使用。

(二)系统抽样

1. 基本概念

系统抽样(systematic sampling),又称机械抽样或等距抽样。即先将总体的观察单位按某一特征顺序编号,按抽样比例确定抽样间隔 H,在编号 1～H 中随机确定 K 为起点,即第一个观察单位,然后按相同的间隔 H 抽取其余的观察单位组成样本。

例 3 - 3 对某一居民委员会的 1 000 户家庭按 1/10 的抽样比进行抽样调查。将 1 000 户家庭按门牌号排列,在 1～10 户间随机抽取某一户家庭作为第 1 个观察单位,如第 3 户,以后每间隔 10 户抽取一户,总共抽取 100 户构成调查样本,则抽取的户号依次是 3,13,23,……。

系统抽样的优点是易于理解,简便易行,容易得到一个按比例分配的样本,样本的观察单位在总体中分布均匀,其抽样误差一般小于单纯随机抽样。系统抽样的缺点是当总体中观察单位按顺序有周期趋势或单调增(或减)趋势时,系统抽样将产生明显的偏性;但对于适合采用系统抽样的情形,一旦确定了抽样间隔,就必须严格遵守,不得随意更改,否则可能造成另外的系统误差。此外,在实际工作中系统抽样一般是采用单纯随机抽样的方法估计抽样误差,因此这样计算得到的抽样误差一般偏大。

2. 样本量估计

由于系统抽样无专用的标准误计算公式,往往按照简单随机抽样的方法来估计样本量。

（三）分层抽样

1. 基本概念

分层抽样(stratified sampling)是按与研究目的明显有关的因素(或特征),将观察单位分为若干的类型或组别(统计学上称"层",stratum),然后从每一层中按比例抽取一定数量的观察单位组成样本。如调查妇女生殖道感染情况,可按城市和农村分层,在各个层中再进行简单随机抽样,各层可以独立分析。分层的因素可以采取行政区划(如区县)、学校年级(如高中、初中、小学)、地貌(如平原、丘陵、山区)等。

在分层抽样时,应该使样本中各层的比例接近总体的比例,以增强样本对总体的代表性。当样本含量确定后,确定各层观察单位数的方法一般有按比例分配和最优分配两种方法。按比例分配(proportional allocation)是指按与总体各层观察单位数相同的比例分配各层样本观察单位数。最优分配(optimum allocation)是指同时按总体各层观察单位数和标准差的大小分配各层样本观察单位数。

分层抽样的优点是:① 由于已经按照影响观察变量的因素进行了分层,并对每层都抽取了观察单位数,因此,抽样误差较小,样本对总体有较好的代表性。但必须基于对观察指标最主要的影响特征进行分层,才能做到层内变异较小,层间变异较大;② 便于在不同的层内采用不同的抽样方法,有利于调查组织工作的实施。如调查某地居民某病患病率,分为城乡两层。城镇人口集中,可考虑系统抽样方法,农村人口分散,可采用整群抽样方法;③ 可以对各层独立进行分析。

2. 样本量估计

采用分层随机抽样估计总体参数时,首先估算总样本量,然后按照一定的样本分配方法如等额分配法,比例分配法,计算出各个层的样本量,最后分别在各个层内进行单纯随机抽样。

估算总样本量时,先计算各个层参数估计值的加权平均。设有限总体大小为 N,分成 L 层,第 i 层的大小为 N_i,参数估计值为 π_i 或 μ_i、σ_i^2,则相应的总体参数的加权平均估计值为

$$总体均数：\mu = \sum_{i=1}^{L} \mu_i \left(\frac{N_i}{N} \right) \tag{3-4}$$

$$总体方差：\sigma^2 = \sum_{i=1}^{L} \sigma_i^2 \left(\frac{N_i}{N} \right) \tag{3-5}$$

$$\text{总体率：} \pi = \sum_{i=1}^{L} \pi_i \left(\frac{N_i}{N} \right) \tag{3-6}$$

获得总体参数的加权平均估计值后，估计无限总体的参数时，按照公式 (3-1)、(3-2)或(3-3)估算总样本量 n。第 i 层的样本量 n_i 为

$$n_i = n w_i \tag{3-7}$$

公式(3-7)中，w_i 为分配比例，按等额分配 $w_i = \dfrac{1}{L}$，按比例分配 $w_i = \dfrac{N_i}{N}$，按

最优分配，$w_i = \dfrac{N_i \sigma_i}{\sum\limits_{i=1}^{L} N_i \sigma_i}$ 或 $w_i = \dfrac{N_i \sqrt{\pi_i(1-\pi_i)}}{\sum\limits_{i=1}^{L} N_i \sqrt{\pi_i(1-\pi_i)}}$。

当估计有限总体的均数时，样本量估算公式为

$$n = \frac{\dfrac{Z_{\alpha/2}^2 \sum\limits_{i=1}^{L} N_i^2 \sigma_i^2}{w_i}}{N^2 \delta^2 + Z_{\alpha/2}^2 \sum\limits_{i=1}^{L} N_i \sigma_i^2} \tag{3-8}$$

公式(3-8)中 $w_i = \dfrac{N_i \sigma_i}{\sum\limits_{i=1}^{L} N_i \sigma_i}$。

当估计有限总体的总体率时，样本量估算公式为

$$n = \frac{Z_{\alpha/2}^2 \left(\sum\limits_{i=1}^{L} N_i \sqrt{\pi_i(1-\pi_i)} \right)^2}{N^2 \delta^2 + Z_{\alpha/2}^2 \sum\limits_{i=1}^{L} N_i \pi_i(1-\pi_i)} \tag{3-9}$$

例 3-4 某医学院高校管理人员欲了解该校学生实习前心理健康水平，拟采用分层随机抽样分别抽取临床医学专业、基础医学专业以及预防医学专业三年级的部分学生进行调查。已知该校三年级有临床医学专业学生 800 人、基础医学专业学生 500 人、预防医学专业 300 人，据往年调查，估计三个专业抑郁症患病率分别为 7%（π_1）、6.5%（π_2）和 5.5%（π_3），若要求有 95% 的置信度（$\alpha = 0.05$），请分别使估计精度最大相对误差 ε 小于等于 30% 或绝对误差 δ 小于等于 2%，估算各专业需抽取的学生人数。

1. 按无限总体估算样本量

计算各层加权抑郁患病率，本例数据代入公式(3-6)，得

$$\pi = \frac{0.07 \times 800}{1\,600} + \frac{0.065 \times 500}{1\,600} + \frac{0.055 \times 300}{1\,600} \approx 0.066$$

使用相对误差,将数据 $\pi = 0.066$,$\varepsilon = 0.30$,$Z_{0.05/2} = 1.96$ 代入公式(3 - 3),得

$$n = \left(\frac{1.96}{\sin^{-1}\left(0.30 \times \sqrt{\dfrac{0.066}{1 - 0.066}}\right)} \right)^2 \approx 691.2$$

使用绝对误差,将数据 $\pi = 0.066$,$\delta = 0.02$,$Z_{0.05/2} = 1.96$ 代入公式(3 - 3),得

$$n = \left(\frac{1.96}{\sin^{-1}\left(\dfrac{0.02}{0.066} \times \sqrt{\dfrac{0.066}{1 - 0.066}}\right)} \right)^2 \approx 677.3$$

因此,按照相对误差,总共需调查学生 692 人。若按比例分配,临床医学专业、基础医学专业、预防医学专业需调查人数分别为 $n_1 = 692 \times 800 / 1\,600 = 346$,$n_2 = 692 \times 500 / 1\,600 = 216$,$n_3 = 599 \times 600 / 1\,670 = 130$。按照绝对误差,总共需调查 678 人。若按比例分配,三个专业需调查人数分别为 $n_1 = 678 \times 800 / 1\,600 = 339$,$n_2 = 678 \times 500 / 1\,600 = 212$,$n_3 = 678 \times 300 / 160 = 127$。不同的参数设置会得到不同的估算样本量,因此,研究者在设计时要根据当前研究设置合适的参数。

2. 按有限总体估算样本量

有关计算过程见表 3 - 1。

表 3 - 1　分层随机抽样样本量估计

分　层	N_i	π_i	$N_i \sqrt{\pi_i(1-\pi_i)}$	$N_i \pi_i (1-\pi_i)$
临床医学专业	800	0.070	204.118	52.080
基础医学专业	500	0.065	123.263	30.388
预防医学专业	300	0.055	68.394	15.593
合　计	1 600	0.066	395.775	98.061

由表 3 - 1 得,$\sum\limits_{i=1}^{3} N_i \sqrt{\pi_i(1-\pi_i)} = 395.775$,$\sum\limits_{i=1}^{3} N_i \pi_i (1-\pi_i) = 98.061$,将数据代入公式(3 - 9),得

$$n = \frac{Z_{\alpha/2}^2 \left(\sum\limits_{i=1}^{3} N_i \sqrt{\pi_i(1-\pi_i)} \right)^2}{N^2 \delta^2 + Z_{\alpha/2}^2 \sum\limits_{i=1}^{3} N_i \pi_i (1-\pi_i)} = \frac{1.96^2 \times 395.775^2}{1\,600^2 \times 0.02^2 + 1.96^2 \times 98.061} = 429.6$$

则总共需要调查至少 430 名学生。

（四）整群抽样

1. 基本概念

整群抽样（cluster sampling）是指先将总体按照某种与主要研究指标无关的特征划分为 K 个"群"，每个群包含若干个观察单位，然后再随机抽取 k 个"群"，对该群中的所有调查对象都进行调查。整群抽样与前几种抽样的最大差别在于，它的抽样单位不是单个的个体，而是成群的个体。"群"的大小是一个相对的概念，可以是自然的区划，也可以是人为的区划。每个群内的观察单位数可以相等，也可以不等，但相差一般不应太大。例如前面案例中，由于一个新训连中官兵生活训练比较集中，能够容易地对全体成员进行调查，按新训连划分为若干个整群，对随机抽取到的新训连中所有新兵进行应力性骨损伤及相关因素的调查。

整群抽样中对群体的抽样可采用简单随机抽样、系统抽样或分层抽样的方法。

整群抽样的优点是：便于组织，节省经费，容易控制调查质量。对抽到的"群"内所有的个体都进行调查，调查对象相对比较集中，不会因为太过于分散而难以组织，因此在实际工作中也是常用的一种方法。

以上各种抽样方法的抽样误差是不同的。通常是：整群抽样＞单纯随机抽样＞系统抽样＞分层抽样。

2. 样本量估计

采用整群抽样时，首先按照单纯随机抽样的方法估算初始样本量 n_0，然后乘以设计效率 $Deff$ 即可。

设计效率 $Deff$ 的大小主要受两个因素的影响：平均从每个群中抽取的样本大小（m）以及各个群内观察指标的相似性或同质程度（ρ）。相似性或同质程度 ρ 用群内相关系数（intraclass correlation coefficient，ICC）度量。ρ 越大同质性越强，$\rho=1$ 时指标的取值完全相同。$\rho=0$ 时指标取值在群内与群间相似程度一致，即群内个体间并没有显示出明显的相似性。设计效率 $Deff$ 可近似用下面的公式来估计

$$Deff = 1 + (m-1)\rho \qquad (3-10)$$

公式表明，当群数越少，从一个群内抽取的观察对象越多（整群抽样时常常抽取整个群的观察对象），则设计效率越大，所研究指标的方差也会越大。群内相关系数 ρ 多采用方差分析来估计

$$\rho = \frac{\sigma^2_{群间}}{\sigma^2_{群间} + \sigma^2_{群内}}$$

其中，$\sigma^2_{群间}$ 为群间方差，$\sigma^2_{群内}$ 为群内方差。

例 3 - 5　例 3 - 2 中，该研究者采取整群抽样，设计效率为 2.0，问大约需要调查多少名新兵？

$$n = 2n_0 = 2 \times 3\,352 = 6\,704(人)$$

因此，至少需要调查 6 704 名新兵。

（五）多阶段抽样

1. 基本概念

前面介绍了 4 种常用的概率抽样方法，它们各有优缺点（详细见表 3 - 2），可以单独使用，也可以几种方法联合使用。如果将整个抽样过程分为若干个阶段进行，在初级抽样单位中抽取二级抽样单位，又在二级抽样单位中抽取三级单位等，这种抽样叫做多阶段抽样（multi-stage sampling）。在现场调查中，面临的总体往往较为庞大，情况复杂，观察单位很多，而且分布面广，很难通过一次抽样产生完整的样本，只有根据实际情况将整个抽样过程分为若干阶段来进行。不同的阶段，可采用相同或不同的抽样方法。当总体的规模特别大，或者分布的范围特别广时，一般采取多阶段抽样的方法来获取样本。如之前案例，所采用的抽样方法即为多阶段分层整群随机抽样。

表 3 - 2　4 种基本概率抽样方法比较

	简单随机抽样	系统抽样	整群抽样	分层抽样
优点	简单直观；均数（或率）及其标准误计算简便	易于理解，简便易行；可得到按比例分配的样本；样本在总体中的分布较均匀	便于组织调查；节约成本；容易控制调查质量	抽样误差相对较小；可对不同层采用不同的抽样方法；可对不同层进行独立分析
缺点	观察单位较多时，编号在实际工作中难以实现；当总体变异大时，抽样误差较分层抽样大；样本分散，难以组织调查	观察单位按顺序有周期趋势或递增（减）时易产生偏差	样本例数一定时，抽样误差大于简单随机抽样（因样本未广泛散布于总体中）	若分层变量选择不当，导致层内变异较大，层间变异较小，则分层抽样失去意义
适用范围	是其他抽样方法的基础，主要用于总体不太大的情形	主要用于按抽样顺序个体随机分布的情形	主要用于群间差异较小的情形	主要用于层间差异较大的情形

2. 样本量估算

同整群抽样,多阶段抽样要得到精确的方差估计公式很困难,计算样本量往往也是在简单随机抽样估算样本量的基础上乘以设计效率 $Deff$。$Deff$ 一般可以取 1~3,也可以在正式调查前进行预调查,对 $Deff$ 进行合理的测算。

二、非概率抽样

非概率抽样是根据研究者主观意愿进行抽样的方法。主要的方法有:

1. 便利抽样(convenience sampling)

又称偶遇抽样(accidental sampling),是指研究者根据现实情况,使用最便利的方式来获取样本,可以抽取偶然遇到的人、或选择那些距离最近的、最容易找到的人作为调查对象。如医生要调查病人对目前医疗收费的看法,直接选择到他那里看病的患者进行调查就是便利抽样。

这种抽样方法简单易行,但对总体的代表性差。这种遇上谁就选谁的抽样方法往往被误认为是随机抽样,其实不然,因为这不能保证总体中的每个个体都有同等机会被遇上。这种方式取得的样本偶然性很大,很难说明其对总体代表性的好坏,有时会因为抽取的样本过于极端而呈现两极分化,从而导致抽样偏倚很大。

2. 定额抽样(quota sampling)

也称配额抽样,研究者需要依据那些可能影响研究指标的各种因素对总体进行分层,并确定各层样本占总体的比例,再在各层中抽取样本。因此配额抽样可看成是分层抽样的延伸,但它并不在层中进行随机抽样,而调查员更愿意选择配合度高的调查对象进行调查,因此调查的样本存在选择性偏倚。

3. 目的抽样(purposive sampling)

又称判断抽样(judgmental sampling),是研究者根据研究目标和对情况的主观判断来选择和确定调查对象的方法,是"有目的"地去选择对总体具有代表性的样本。因此应用这种抽样方法的前提是研究人员对总体的有关特征已有相当程度的了解,常常用于无法确定总体边界或者总体规模较小、调查所涉及的范围窄,或因调查时间、人力、费用等条件有限而难以进行大规模抽样的情况。例如吸毒者较少,吸毒又是十分隐蔽的行为,因而无法估计总体有多大,难以采用随机抽样的方法,只能是找到一个符合条件的吸毒者就调查一个,在样本达到一定数量的时候进行分析。目的抽样由于样本的选取具有主观性,估计精度严重依赖于研究人员的自身素质,所以样本的代表性经常受到质疑,一般不用于对总体进行数量方面的推断。当研究人员具有较强的分析判断能力,且对研究的总体情况比较熟悉的时候,采用目的抽样方法不仅方便也较为有效。

4. 滚雪球抽样(snowball sampling)

通过选择符合调查要求的特定调查对象,再通过他们去选择调查对象,如同滚雪球一样,使得调查的人数不断增加。这种情况一般用在某些调查对象比较难以寻找并且总体各单位之间具有一定联系的调查中,如对吸毒、卖淫等人群、无家可归者、流动劳工以及非法移民等的调查。

在实际工作中,每一种抽样方法并非完全独立地被采用,常根据实际情况将几种方法结合起来应用。

第四节　调查问卷的设计和评价

调查问卷(questionnaire)是包括所有调查项目的书面材料或电子文件材料,可以是简单的调查提纲,可以是包含很多问题的调查表格,也可以是标准的测定量表,这些统称为问卷。调查问卷制定应遵循标准的流程,并且应经过信度和效度等方面的考评方可使用。研究者对新兵的生活习惯进行调查,以便了解生活行为习惯与新兵训练应力性骨损伤发生的关联性,生活行为习惯就可以利用调查问卷进行调查,表3-3给出了调查问卷的部分项目。

表3-3　高原地区新兵应力性骨损伤项目生活习惯调查问卷

生活习惯调查问卷

您好! 我们是××单位新兵应力性骨损伤项目研究团队。本调查问卷是希望了解您的日常生活习惯,以便对您提出更合理的生活方式建议。该调查仅针对您日常生活习惯,不涉及隐私和敏感问题,所调查个人结果不反馈到您单位,请您放心作答,谢谢!

姓名:　　　　　　　　　编号:　　　　　　　　(工作人员填写)

入伍日期:＿＿＿年＿＿月　　身份证号:

部职别(具体到班):

联系电话:

请根据您的实际情况,将序号填入括号内。

1. 过去两周内,您每天睡眠时间(　　　)。

　A. 小于6小时　　　　B. 6～8小时　　　　C. 大于8小时

2. 过去两周内,您自我感觉睡眠质量(　　)。

A. 好	B. 较好	C. 一般	D. 较差

3. 入伍前早上起床后感觉睡眠不充足,很疲惫(　　)。

A. 是	B. 否

4. 入伍前有无午休的习惯(　　)。

A. 有	B. 无

5. 您是否吸烟(　　)。　　　(注:不吸烟者跳过6~8题)

A. 吸烟	B. 不吸烟

6. 您吸烟累计是否有 100 支以上(　　)。

A. 是	B. 否

......

　　科学设计调查问卷是调查研究设计的关键环节,本节主要介绍设计调查问卷的基本原则和步骤,问卷类型和一般结构、问卷设计中常用的问题和选项类型、编制调查问卷过程中应该注意的一些问题以及调查问卷的评价。

一、设计调查问卷的基本原则和步骤

（一）设计调查问卷的基本原则

设计调查问卷,一般应该遵循以下几项基本原则。

1. 目的性原则

问卷必须围绕调查目的和研究假设设计问题。如果是描述性调查,设计的问题就应围绕受调查者的基本情况来展开;如果是解释性调查,设计的问题就应该包括因果两方面的指标,否则就无法达到调查目的,无法验证研究假设。但是有时,某些研究只有在被测者不注意或不知道研究真正目的的情况下,才能得到真实的答案。这时可以有意在问卷中安排一些掩盖真正目的的问题。

2. 反向性原则

问卷的设计与研究步骤恰好相反,问卷中的问题是在考虑了最终想要得到结果的基础上反推出来的。这种反向原则,能够保证问卷中的每一个问题都不偏离研究目的,而且,在问题提出时,已充分考虑了问题的统计分析方法,避免出现无法分析和处理或使处理过程复杂化的问题及选项。

3. 客观性原则

设计的问题必须符合调查对象的客观情况。

4. 相称性原则

设计的问题必须与调查目的相对称。问题过少、覆盖面过窄,就无法说明调查所要说明的主题;问题过多、覆盖面过宽,不仅会增加工作量,提高调查成本,降低问卷的回复率、有效率和回答质量,而且也不利于说明调查所要展现的主题。

5. 实用性原则

用词必须得当,容易被理解。要求所用词句必须简单清楚,具体而不抽象,尽量避免使用专业术语。要考虑应答人的背景和兴趣、知识和能力等,鼓励应答者尽其最大的能力来回答问卷。凡是超越受调查者理解能力、记忆能力、计算能力、回答能力的问题,都不应该被提出。

6. 自愿性原则

也就是要注意敏感性问题的提问,必须考虑被调查者是否自愿真实回答问题。凡受调查者不可能自愿真实回答的问题,都不应该正面提出。例如,对于"您是否偷盗过别人的东西""您是否干过走私的事""您家是否偷漏过税收"等问题,均不宜正面提出。

(二) 设计调查问卷的一般步骤

设计调查问卷,一般应该遵循下述步骤。

1. 设计问卷前的准备

首先,根据调查研究目的和研究假设,起草一份问卷纲要,它是设计调查问卷的指导思想;其次,通过多种途径了解受调查者各方面的基本情况,它是设计调查问卷的客观依据;再次,通过文献研究搜集、分析前人使用过的相关问卷,它是设计调查问卷的参考资料。

2. 建立问题库

对于首次涉及的测量领域,或对已有的问卷进行修改,可由与调查有关的人员组成研究小组,让他们围绕研究目的和基本内容,自由发表意见,提出各种可能相关的问题;将提出的问题进行归类、合并、删除等处理。另外,从已有的问卷中筛选符合研究目的的条目也是一种常用的问题来源,尽管借来的条目一般有较好的信度和效度,但新设计的问卷仍然要检验信度和效度,即使是把一个外文问卷完整翻译成本国文字亦需作此检验。

3. 设计问卷初稿

从问题库中进一步筛选合适的条目,将问题的描述标准化、规范化,进行初步的量化处理后,按一定的逻辑结构,充分考虑被调查者的心理感受,合理安排问题顺序并组合成结构完整的初始问卷。

4. 问卷初稿的评价和试用

问卷初稿一般都应该经过主观评价和客观调查的检验。所谓主观评价,就是将设计的问卷初稿,委托相关领域专家、有实践经验的工作人员以及有代表性的调查对象进行评审,请他们提出批评、修改、补充意见。所谓客观调查,就是利用设计的问卷初稿,对某些有代表性的调查对象进行试调查,并从中发现问题。

5. 修改和定稿

根据主观评价意见和客观调查检验发现的问题,对问卷进行修改和补充,从而形成较为完善的调查问卷。

6. 信度与效度的检验

问卷的最终质量要通过信度和效度检验来评价,经过信度和效度检验后,才能确定为问卷的正式应用版本。

二、调查问卷的主要类型和一般结构

（一）问卷的主要类型

在调查研究中,根据研究目的、内容、对象和实施条件的不同,研究者可以采用不同类型的问卷进行调查研究。常见的问卷分类有以下几种:

1. 自填式问卷和访谈式问卷

根据收集资料方法的不同,问卷可分为自填式问卷和访谈式问卷。两种问卷直接面向的对象不同,二者在设计要求、形式等方面也有所不同。

自填式问卷是将问卷交给被调查者自行填写,然后再返回给调查者的一种调查方式。一般要求有详细的填表说明,问题不宜太复杂。根据不同的问卷送发方式,常用的有报刊问卷、邮寄问卷和送发问卷三种类型。报刊问卷是指将印制在报刊上或作为附页夹在报刊内的问卷随报刊传递分发,由报刊读者对问卷做出书面回答,然后按规定的时间将问卷返回。邮寄问卷是指调查者将问卷通过邮局寄给选定的调查对象,被调查者按要求填答后,在规定的时间内将问卷返回调查者。送发问卷是指调查者派人或亲自将问卷送到选定的调查对象手中,被调查者填答完毕后,再由专人收回问卷。自填式问卷的主要优点是省时、省力、省钱,不受地域的限制;缺点是对被调查者的素质要求较高,不应答率较高,难以控制填写问卷的环境和真实性。

访谈式问卷直接面向被调查者,由调查者将问题读给被调查者听,再由调查者根据被调查者的回答进行填写。因此,填表说明可不列入调查表,由调查者掌握,调查的问题也可以较复杂。根据访谈方式不同,又可以分为当面访谈问卷和电话访谈问卷两种。当面访谈就是调查员按照统一设计的问卷向被调查者当面提出问题,调查员根据被调查者的口头回答来填写问卷。调查员在访问过程中只能按问卷所设问题提问,当被调查者回答问题时,不能给予暗示或提示;当被调查者对所提出的问题不理解时,调查员可解释题意。当面访谈问卷的优点是便于控制访谈过程,有利于灵活使用各种访谈技巧,有利于对回答结果做出正确分析和评价,而且回复率高、有效率高。缺点是比较费时、费力、费钱,对调查员的素质要求较高,被调查者的态度以及调查者与被调查者之间的信任度都直接影响访谈的结果。电话访问就是调查员通过电话,按照问卷的项目逐一询问被调查者,再按其回答填写问卷的调查方式。优点是速度快,比入户调查的费用低。但局限性在于被调查者的拒绝率比较高;只能就简短的问题进行专题调查,否则时间太长,被调查者不易接受。

2. 结构式问卷和非结构式问卷

根据问卷中问题的结构形式,调查问卷可分为结构式问卷和非结构式问卷。结构式问卷是研究者根据研究目的、理论假设,把设计的问题有规则地排列起来,其中每个问题的提问方式以及供选择的选项都已做了明确规定,各个问题之间存在着内在的逻辑关系和较强的顺序性。非结构式问卷中问题的提问方式以及提问顺序都没有硬性规定,只是根据研究目的限定了调查询问的内容,即调查提纲。

在结构式问卷中,每个问题都事先列了几个可能的选项,被调查者可根据自己的情况,在其中选择认为恰当的选项。由于结构式问卷的问题具体、回答简单,不需要花很长时间即可完成问卷,问卷的回收率和信度也比较高;而且由于回答的格式统一,便于统计分析。但被调查者只能在所设答案中选择,有时难以表达独特的观点、看法,影响了调查的深度。

在非结构式问卷中,问题虽然是统一的,但未事先列出选项,被调查者可自由回答,也称为开放式问卷。非结构式问卷并非真的完全没有结构,只是结构较少或较松散。一般来说,与结构式问卷相比,非结构式问卷的优点是被调查者可以自由回答,研究者可以在研究中得到更丰富的资料。采用非结构式问卷可以进行较深入的研究,得到一些在问卷设计时没有考虑到的结果。缺点是非结构式问卷的回答没有统一的格式,难以进行定量分析和对比分析,有时所收集的数据资料还可能与研究的问题无关,从而影响调查效果。

一般地,结构式问卷可以用于进行大范围的调查,能够将不同类型的研究对象进行对比研究;而非结构式问卷比较适合于小样本,适合于进行深入研究,特别是当结果不需要进行量化时。在实际研究中经常是先采用结构式问卷,然后在结构式问卷后面再加上几个或一些无结构式问卷的问题,这样可以做到互相补充,取长补短,提高研究的科学性。

（二）问卷的一般结构

问卷作为问卷调查的一种测量工具,须具备统一性、稳定性和实用性的特点。在长期的调查实践中,人们逐渐总结出一套较为固定的问卷结构。问卷一般包括封面信、指导语、问题及选项、编码等部分,有时还需要结束语和其他附加信息。

1. 封面信

也叫卷首语,是一封致被调查者的短信,内容包括:调查者的身份、调查目的、意义和主要内容;选择被调查者的途径和方法;调查的匿名和保密原则;致谢;调查的单位名称和时间;调查单位的联系人和联系方式等。封面信是获得被调查者信任和合作的一个重要环节。为了能引起被调查者的重视和兴趣,争取他们的合作和支持,卷首语的语气要谦虚、诚恳、平易近人,文字要简明、通俗、有可读性。封面信一般应放在问卷第一页或第一页上部。

2. 指导语

也叫填表说明,是对填写问卷的说明,内容包括如何回答问题或选择选项;对一些概念给予通俗易懂的解释;填答问卷时应该注意的问题;回复问卷的时间等。总之,对问卷中可能引起疑问或多种理解的地方都要说清楚。指导语依问卷形式而异,自填式问卷中是对被调查者的指导语,而访谈式问卷中是对调查员的指导语,所以在语气、方式等方面均有所差异。由于调查员在调查前一般要经过培训,一些访谈式问卷并不把指导语放入问卷。但如果是自填式问卷,指导语是不可缺少的部分,而且应该比较详细、通俗,易于被调查者理解。

3. 问题及选项

这是问卷的主体,包括备查项目和分析项目。备查项目以备调查项目不全时核对和补缺,如调查对象的基本情况、地址、联系方式等。分析项目是调查问卷的核心内容,分析项目要根据研究目的精选,必要的项目一个也不能少,不必要的项目一个也不要。问卷中的问题及回答在形式上,可以分为开放式、封闭式以及半封闭半开放混合式三类。从问题测量的内容上,可以将问题分为特征问题、行为问题和态度问题三类。

4. 编码

是对问题和选项用数码或字母进行转换,以便能用计算机进行统计处理和分析。编码工作既可以在调查进行前设计问卷时进行,称为预编码,也可以在调查之后收回问卷时进行,称为后编码。如果设计问题的选项种类不能确定,只能采用后编码。

5. 结束语

特别是自填式问卷,往往有一个结束语。它可以是简短的几句话,对被调查者的合作表示真诚感谢;也可稍长一点,顺便征询一下对问卷设计和问卷调查的看法。例如,在结束语后可设计这样一组问题:"您填写完这份问卷后感到还有什么需要补充吗? 如有,请写在下面横线上:＿＿＿＿＿＿＿＿""您填答完这份问卷后有何感想? (1) 很有意义;(2) 有点意义;(3) 没有意义;(4) 不清楚"。

6. 其他资料

包括问卷名称,被调查者的地址、单位、联系方式和问卷编号,访问开始时间(一般设计在问卷前面),访问结束时间,访问完成情况,访问员、审核员、录入员姓名以及他们的看法或意见等(一般设计在问卷后面)。这些资料是质控和分析问卷的重要依据。例如,在问卷的最后,一般应设计以下一些内容:"完成情况:完成;未完成(不在家;拒绝回答;其他)""访问结束时间:＿＿＿＿＿＿ 时 ＿＿＿＿＿＿ 分,合计＿＿＿＿＿＿分钟""访问员姓名:＿＿＿＿＿＿,对回答的评价:可信;基本可信;不可信""审核员姓名:＿＿＿＿＿＿,对审核的意见:合格;基本合格;不合格""录入员姓名:＿＿＿＿＿＿,对录入的看法:完整;基本完整;不完整"。

三、问卷设计中常用的问题和选项类型

(一) 问卷设计中常用的问题类型

1. 根据问题的性质和功能分类

(1) 背景性问题:属于特征问题,用以测量被调查者的基本情况,如年龄、性别、职业、文化程度、婚姻状况等,通常是各种问卷必不可少的一部分。有时还包括被调查者家庭的某些基本情况,如家庭人口、家庭类型、家庭收入等。这些问题是客观存在的特征,是对问卷进行分析研究的重要依据。

(2) 客观性问题:属于行为问题,测量的是被调查者已经发生或正在发生的各种事实和行为,如吸烟、饮酒、患病、就医等。通过这类问题,可以掌握某事物或人们的某类行为的历史、现状、程度、范围和特点等多方面的情况。

(3) 主观性问题:属于态度问题,是指人们的思想、感情、态度、愿望等主观方面的问题,如"您对医疗制度改革有何看法""您对乡镇卫生院的医疗服务态度满意吗"。态度问题往往涉及个人内心深处的东西,由于本能的自我防卫心理,在调查

中了解态度问题往往比了解事实问题困难得多。

（4）检验性问题：属于质控问题，是为检验回答是否真实、准确而设计的问题。如在问卷中先问："参加新农合每人每年缴费多少元？"，在问卷后面再问："您家有几口人参加新农合？一年共缴费多少元？"。这类问题一般安排在问卷的不同位置，通过互相检验来判断回答的真实性和准确性。

以上四类问题中，背景性问题是任何问卷中都不可缺少的，是对被调查者分类和对不同类型被调查者进行对比研究的重要依据。其他三类问题，则可根据调查目的和内容而定，一个问卷中不一定必须同时具备三种类型的问题。

2. 根据问题的提出形式分类

（1）开放式问题：对问题的回答不提供任何具体的选项，而由被调查者自由回答的问题。例如："您认为当前提升县级公立医院服务能力最大的困难在哪里？"开放式问题的优点在于允许被调查者充分发挥自身的主动性和创新性，自由表达自己的意见和观点，因此，所得资料往往比封闭式问题丰富生动，回答者之间的一些较细微的差异也可能反映出来，尤其在问卷设计者难以知晓会有哪些回答种类时，特别适合采用这种问题方式。另外，当一个问题有 10 种以上的选项时，若使用封闭式问题方式，回答人可能记不住那么多选项，从而难以做出选择；另外，问题和选项太长，也容易使人感到厌倦，此时选用开放式问题为好。但它的缺点也很明显：第一，要求回答者要有一定的阅读能力与文字表达能力，这样就对调查范围与对象有所限制。第二，开放式问题要花费被调查对象较多的时间与精力来思考和填写问卷，这就有可能降低问卷的回收率和有效率。第三，开放式问题可能会收集到大量不准确的，甚至答非所问的、无价值的信息资料，这就为调查者的辨别检验工作带来了很多麻烦。第四，开放式问题所得资料很难进行定量处理与分析，因为对于同一问题的回答可能千差万别，要对它们进行分类和编码统计比较困难；另外，统计分析也比较烦琐。

（2）封闭式问题：提出问题后，给出若干个可能的选项，供被调查对象从中选择。例如，"您认为您的健康状态如何？① 很好；② 好；③ 一般；④ 差；⑤ 很差"。

封闭式问题的主要优点是回答者填写问卷十分方便，对文字表达能力也无特殊要求。所以，回答者完成问卷十分容易，所需的时间和精力较少，回收率高。封闭式问题在测量级别、程度、频率等一些等级问题方面有独特优势。另外，封闭式问题所得的资料略去了回答者间的某些差异，特别便于进行统计处理和定量分析。但封闭式问题的缺点在于失去了开放式问题所得资料的丰富性和表现力。有些问题选项不易列全，回答者如果不同意问卷列出的任何选项，容易导致随便选答。另外，由于在封闭式问题中，回答者所做的事情只是在某个选项上标注记号，比如划圈或打勾等,因而,那些由于笔误画错或由于心理压力而故意选错的,甚至由于不明题意而胡乱填写的记号往往难以被发觉,从而影响到调查结果的准确性和真实性。

(3)半封闭半开放式问题:其特点是把前两种问题结合在一起,问题的前半部分是封闭式的选项,后半部分又设计了一个开放式的"其他"选项。这样就可以在某种程度上克服前两类问题的缺点,有利于获得更多的信息。许多采用封闭式问题的问卷,常常在预调查时先用部分开放式问题,以确定封闭式问题的选项种类。为了保证封闭式问题包括全部选项,可以在主要选项后加上"其他",以作补充,避免强迫被调查者选择不真实的选项,例如,"您的学历是? ① 研究生;② 本科;③ 大专;④ 中专;⑤ 高中;⑥ 初中;⑦ 其他(请注明)_____"。

总之,在实际问卷设计中,问题方式的采用,应根据不同的研究目的、研究内容和被调查者情况而定。一般来讲,开放式问题多用于对某一问题的探索性研究,对被调查者的受教育程度要求较高,且多在访谈问卷中使用;而封闭式问题多用于描述性和解释性研究,对被调查者的受教育程度要求较低,在自填问卷中使用广泛。

(二)问卷设计中常用的选项类型

选项的格式在一定程度上是由问题的特性决定的。一般来说,常用格式有以下 5 种:

1. 填空式

开放式问题的选项都属于填空式。常用于事实性的或者能定量的问题。例如,"辖区户籍人口? ____人"。

2. 二项选择式

在问题后给出两个相互排斥的选项。特点是回答简单明确,划分界限分明,被调查者可以被严格地"一分为二",即分成两类不同的群体。但是,将一些本来比较复杂的选项简化成二项选择后,就意味着研究者人为地合并了许多虽然相关但有程度差异的选项,一些人可能觉得无所适从,不知如何应答。此外,减少选项的种类后,得到的信息量太少,不能了解和分析回答者中客观存在的不同层次,测量的信度也明显下降。

3. 多项选择式

问题的选项超过两个时,则可采用多项选择格式。但要注意,选项数量太少,信度便会下降,问卷测量的稳定度不佳;而选项数量太多,尤其选项间区分度不大时,回答者难以作出选择。一般认为,5~7 个选项比较适宜。在排列选项时,对于有一定等级顺序的选项,应按顺序排列。

4. 图表式

选项用图表的方式列出,回答者在图表上表示自己的意见。常见的有线性尺度、深浅色带、梯形等。其中,线性尺度应用得最多,通常绘出一条 10 cm 长的刻度线,线的两个端点分别表示某项特征的两个极端情况,回答者根据自己的实际情况、态度或意见,可在线上的适当地方做标记来回答。此种方式实际上是将选项视为一种连续的频谱,研究者不必想出许多词来描述选项,而且所得结果是定量资料。

5. 排序式

有些提问是为了了解回答者对某些事物重要性的看法,其选项是列出要考虑的有关事物,让回答者排序。例如,"对下列影响宫内节育器推广的因素:安全性、操作简便、有效性、副作用、价格,请按重要程度从 1(最重要)到 5(最不重要)排序"。

四、编制调查问卷的注意事项

（一）调查表的封面信要简单明了

封面信关系到调查的质量与效果,能否让被调查者参与你的调查,能否让他们如实地填写或回答问题,能否顺利地回收问卷等,很大程度上都取决于封面信。封面信的文笔要亲切,不要太随便;要把各方面的内容说清楚,不要烦琐。结尾要真诚地感谢被调查者的帮助。

（二）问题设计需要注意的事项

1. 避免一题多问

一个问题最好只问一个要点,如果包含过多询问内容,会使被访者无从回答,也给统计处理带来困难。

2. 避免含糊不清

避免使用一些词义含糊不清的词,或使用一些专业术语、俗语,从而使问题不易为人理解。有时也可能因为对问题的表述不准确或修饰语过多,从而使问题的意思含糊不清。容易误解的概念应明确限定。

3. 避免肯定性问题

例如,"您去年住院花费多少",被调查者如果去年根本没住院,就会造成无法回答。正确的处理办法是在此问题前加一条"过滤"性问题,如"您去年住过院吗",如果回答"是",可继续提问,否则就终止提问。

4. 抽象概念的提问要明确

涉及幸福、爱、正义等一类抽象概念的提问,一般较难回答。许多回答者遇到抽象的提问时,可能发现自己从未思考过这类问题。问卷如果一定要涉及这方面的提问,最好给出一些具体的看法,让回答者仅回答赞成与否。

5. 避免诱导性提问

所提出的问题暗示出研究者的观点和见解,有使被访者跟着这种倾向回答的可能,从而产生偏倚,这种问题应当避免,最好采用中性的提问。

6. 注意敏感性问题提出的方式

有些问题对于回答者非常敏感,如未婚先孕、流产、同性恋、吸毒等。对于这类问题,被访者往往出于本能的自卫心理,不愿意回答或不予真实回答,而且还会引起其对调查的反感。如果有些问题非调查不可,可采用敏感问题的随机应答技术等特殊调查方法,具体可参考有关资料。

7. 注意问题提出的顺序

先排列容易回答的、无威胁性的问题;先排列封闭式问题、后排列开放式问题;问题要考虑人们的思维方式,按一定的逻辑顺序排列,避免跳跃性的提问;合理设置跳转型问题;检验信度的问题必须分隔开来,否则回答者很容易察觉并使回答无矛盾,达不到检验的目的。

（三）选项设计需要注意的事项

1. 符合实际情况

如关于收入状况,如果将选项设计成:(1) 300 元以下;(2) 300～400 元;(3) 400～500 元;(4) 500 元以上,回答大部分集中在第四项,这种调查结果就没有分析的价值了。如果不太清楚实际情况,可以采用填空式。

2. 全面性和互斥性

选项应尽可能包括所有可能的情况,不能有遗漏;选项之间不能相互重叠或相互包含。

3. 按一定顺序排列等级意义的选项

许多涉及调查对象态度的选项具有程度上递增(减)关系,这类等级意义的选项应按一定顺序排列,而且前后应对称。如"很满意,比较满意,一般,不太满意,很不满意"。

4. 选项要求准确性

例如"年龄",有虚岁、周岁、实足年龄等计算方法,必须准确。当然,对准确性的要求应该适当。以"国内生产总值"为例,乡镇、县市可以"万元"为单位,省、市则可以"亿元"为单位。

5. 关于定量指标的半定量化

一些定量指标如年龄、经济收入等,如果能获得具体的数据,就应按定量指标进行调查；否则，可将其半定量化，此时划分的档次不宜太多，各档的数字之间应正好衔接，无重叠、中断现象。

6. 表格的运用

选项相同的一类问题采用表格的形式，可以达到清晰、简洁的效果。但表格并不能减少调查者或被调查者的工作量，因此，在问卷设计中，应避免出现过于复杂的表格，让被调查者填写困难或花费较多时间。

五、调查问卷的评价

调查问卷制定后，需要对其进行评价，以了解调查问卷是否能准确可靠地获得调查所需的信息。一般从调查问卷的效度、信度、可接受性等方面进行评价。

（一）效度评价

效度（validity）也叫准确度（accuracy），即调查表的有效性和正确性，测量指标或观察结果在多大程度上反映了所测对象信息的客观真实性。一个调查表的效度越高，说明调查的结果越能显示其所测对象的真正特征。效度的评价种类很多，主要包括以下四种：

1. 表面效度（face validity）

从表面上看，问卷的条目是否都是与研究者想要了解的问题有关。通常是由专家进行主观评价。

2. 内容效度（content validity）

评价问卷所涉及的内容能在多大程度上覆盖研究目的要求达到的各个方面和领域。内容效度与表面效度一样，同属主观指标。在实际工作中，通常也是由专家进行主观评价，判断问卷表达内容的完整性；也可以用调查结果分析，如果调查结果没有达到预期目的，说明在调查表设计时遗漏了一些重要的因素，导致其内容效度不好。

3. 结构效度（construct validity）

也称构思效度或特征效度（trait validity），说明调查表的结构是否符合理论构想和框架，即调查表是否真正测量了所提出的理论构思。用两个相关的可以相互取代的测量尺度对同一概念交互测量，如能取得同样结果，则可认为有结构效度，一般可用相关分析、因子分析等方法评价结构效度。因子分析方法是将问卷中的所有变量按彼此间相关性的强弱划分为内部高度相关的几个领域，每个领域提取一个公共因子，将公共因子与公认的或标准的结构相比较，以评价其结构效度。

4. 准则效度(criterion validity)

也叫标准关联效度(criterion-related validity),用来评价问卷测量结果与标准测量即准则间的接近程度。常用的统计方法为相关分析,调查表所得数据与某种外部标准(效标)间的关联程度,可以用测量数据与效标之间的相关系数表示,相关系数被称为效度系数。外部标准可以是该调查表以外的一些客观指标或从另一种调查表得到的数据。

(二)信度评价

信度(reliability)是针对测量结果的稳定性而言的,反映所得结果的可靠程度,通过测量结果的稳定性及一致性来判断结果的信度,通常用信度系数来评价。一般将两种或两次测量结果的相关系数作为信度系数。评估信度的方法很多,不同方法得到的结果是对信度不同方面的说明。常用的信度评估类型有重测信度、复本信度、折半信度和内部一致信度等。

1. 重测信度(test-retest reliability)

是指用同一问卷在不同时间对同一研究对象进行重复测量,两次测量结果之间所反映的一致性程度。不同种类的调查,其两次测量的间隔期限不尽相同,原则上应在调查的主要内容还未发生变化的期间内进行,以 2~4 周为宜。一般而言,重测信度系数应该达到 0.70 以上。

2. 复本信度(alternate form reliability)

设计另外一份与研究问卷在测量内容、应答形式及统计方法等方面高度类似的问卷,同时测量同一研究对象,然后评价两个问卷测量结果的相关性。要设计真正的复本问卷是非常困难的。

3. 折半信度(split-half reliability)

鉴于设计复本问卷非常困难,可以将一个问卷分拆为两半,分别作为各自的复本。但由于分拆的方法很多,不同的分析方法可能得出不同的信度系数。实际操作中,最常用的折半法是将问卷分为奇数条目的问卷和偶数条目的问卷。这实际上考察的是指标的一致性,因测量同一特征的指标间关系密切,故具有一致性则说明结果可信。两部分之间的相关系数记为 r,整个问卷的信度系数记为 R,则 $R = \dfrac{2r}{1+r}$。

4. 内部一致性信度(internal consistent reliability)

是折半信度的推广,它从测量构思层次化、结构化入手,使测量项目形成一定的内部结构,并以其内在的一致性作为测量信度的指标。它无需将条目分为两个部分,而是以条目之间的联系程度对信度做出估计。最常用的内部一致性信度指标是克朗巴赫 α 系数(Cronbach's alpha),计算公式为:

$$\alpha = \frac{K}{K-1}\left(1 - \sum \frac{S_i^2}{S^2}\right)$$

式中,K 为整个调查表的条目数,S_i^2 为第 i 个条目得分的方差,S^2 为整个调查表得分的方差。α 系数根据一次测量的结果即可算得,使用简便,利用的信息也充分,因此,在实际工作中广为采用。一般常用的统计软件包都可以计算 α 系数。需要指出的是,当项目的内部结构不良或内容十分异质时,不宜使用 α 系数,而应采用其他方法。

(三)接受性评价

可接受性(acceptability)是指被调查者对调查表的接受程度,对调查的顺利开展和结果的真实性有重要影响。如果调查对象不愿意接受,则调查难以施行。具体可通过接受率(调查表回收率)、调查表合格率(事先确定合格的标准,比如所有条目均有回答者)和填表所需平均时间等来评价。

(四)调查问卷评价的注意事项

1. 客观看待评价标准

信度与效度的考评大多是通过计算各种相关系数来进行,因此其取值越接近 1 越好,越接近 0 越差,但还没有公认的判断标准。一般说来,取值为 0.9 以上可以认为很好,0.7 以上为好,低于 0.4 算差。但有些测量的结果变异较大,相关系数适当低一些也可接受。对于调查表的回收率、合格率和完成调查表的平均时间也没有公认的标准,一般回收率在 70% 以上,合格率在 90% 以上,完成调查所需平均时间在 5~15 分钟比较好。

2. 评价问卷的对象与范畴

本节介绍的问卷信度与效度的评价方法特别适合于标准化调查表,如心理测量、态度测量、生存质量测量等的标准化调查量表。可以对整个测定量表评价,也可以对各个方面或领域评价,也可以是对具体条目的评价。而对于包括多种问题形式的调查问卷,则很难进行整个调查表的信度、效度考评,一般仅对某些关键条目或领域进行评价。根据问题的性质不同可计算线性相关系数、等级相关系数、二点相关系数、Kappa 系数,或直接计算两次回答的符合率等,并以此间接说明整个调查表的好坏。

3. 信度与效度的关系

相比而言,效度更为重要,一个效度很低的调查即使信度高也没有意义。因此,从一开始编制调查表就应该注重提高效度,尽可能地收集各种效度证据。一般来说,内容效度和结构效度是必须考察的,至于标准关联效度则视情况而定,如不能找到恰当的效标则也可不作此项考评。一般来说,折半信度和内部一致性信度根据一次测量即可计算,原则上都要考评;若进行了重复测定,则重测信度也应考评。信度和效度之间,一般有下述四种关系:(1) 不可信的测量一定是无效的。即信度不高,效度也不会高。(2) 可信的测量既可能有效,也可能无效。即信度高,不一定效度也高。(3) 无效的测量既可能是可信的,也可能是不可信的。即效度不高,信度可能高,也可能不高。(4) 有效的测量一定是可信的测量。即效度高,信度一定也高。

4. 多途径提高调查问卷信度和效度

提高调查信度和效度是涉及问卷调查全过程的问题。影响信度和效度的因素很多,如调查者和被调查者的客观状况和主观态度,调查各个阶段、各个环节的工作,都会对问卷调查的信度和效度产生影响。调查方案和调查指标的设计,对调查的信度特别是对调查的效度往往具有决定性意义。提高调查信度和效度的主要途径包括:慎重提出研究假设,科学设计调查指标;合理安排调查方案,特别强调实用性原则和弹性原则;选用和培训高素质的调查人员,尽量获得调查对象的支持;切实做好各个阶段、各个环节的工作。

第五节　调查的质量控制

统计调查的目的是获取能够准确反映所调查事物真实情况的统计数据。然而,由于各种原因,调查结果与真实情况间往往存在一定的差异,称为误差(error)。误差的大小可以反映调查结果的精确性。因此,尽量避免与减少误差,加强对误差的控制,提高调查数据的质量也是统计调查的重要内容之一。要控制误差,首先需要了解误差的来源,即统计调查的哪些环节可能会产生误差。

一、误差的种类及性质

统计调查研究中,一般按误差性质可分为两类:抽样误差与非抽样误差。

1. 抽样误差(sampling error)

由于抽选样本的随机性而产生的调查结果与真实值之间的差异。只要进行抽样研究,抽样误差就无法避免,但可以通过适当的抽样方法及合理的样本量进行控制,并可以估计其大小。

2. 非抽样误差(non-sampling error)

指除抽样误差以外的,由各种非随机因素引起的误差,主要包括抽样框误差、无应答误差和计量误差。抽样框误差(frame error)指由于编制的抽样框不准确或不完整,造成抽样总体与研究总体间产生偏差所造成的误差。无应答误差(non-response error)指由于被调查者无应答造成的研究结果与真实值之间的偏差。计量误差(measurement error)指调查获得的数据与所欲调查项目的真值之间不一致而产生的误差。非抽样误差成因复杂,可产生于调查工作的各个阶段、各个环节。如调查问卷的设计有缺陷,调查员诱导式的提问,被调查者的理解程度不足,数据录入错误等都可能导致误差。非抽样误差难以测度,但可以控制,不过难度较大。

二、非抽样误差产生的环节

(一)调查设计阶段

因设计不完善而引起非抽样误差。主要包括以下几方面:一是问卷设计不完善导致计量误差及无应答误差,如调查内容不完整,缺少某些重要的项目或调查内容过于敏感而未采用适当的措施;用词不准确或问题难度过大,而造成被调查者理解偏差;又如问题具有诱导性或倾向性,备选选项设计不够合理等。二是编制的抽样框出现问题导致抽样框误差。例如,欲了解某地出生缺陷情况,若以幼儿园的幼儿作为抽样对象,则忽略了由于出生缺陷而未入园的幼儿或因此未存活的婴幼儿,从而使样本计量产生偏差。抽样框误差主要形成的原因有:抽样框覆盖不全,即某些研究对象无法获得抽样机会;抽样框包含非目标总体单位,即非研究对象出现在抽样框中;抽样框陈旧,使抽取的样本代表性较差。

(二)调查数据收集阶段

数据收集阶段是非抽样误差产生的主要阶段,其中无应答误差和多数计量误差产生于此阶段。无应答指未能获得所要搜集资料的一种现象,包括个体无应答和项目无应答。个体无应答指被调查者因没有接受访问而造成全部项目数据缺失的现象;项目无应答指被调查者回答了问卷中的部分项目但未能回答某些项目的现象。无应答会导致数据缺失,影响估计精度,严重时会影响样本的代表性,导致估计结果严重偏离真实情况。无应答的原因很复杂,有调查员的原因,也有被调查者的原因;有问卷设计不当,也有抽样框不准确等方面的原因。

调查员可能产生无意识的误差,也可能产生有意识的误差,主要原因有:调查员的选择不符合要求,责任心不强,工作粗心大意,记录错误,漏记、字迹不清无法识别而出现差错;调查时偷工减料,不按规定操作,弄虚作假,随意主观填写调查表;调查时态度不好,造成被调查者合作程度下降而出现偏差;调查员本身的知识结构、业务水平等方面的原因,如对某些问题理解不全面,诱导被调查者做出回答等,使观察结果不够准确而出现偏差。

被调查者产生误差的主要原因包括:被调查者对调查内容理解有误;出现回忆性差错;被调查者对调查员心存戒备,故意提供不真实数据;对调查不感兴趣,敷衍了事;被调查者由于某些原因,提供大众或社会所期望的答案,从而出现迎合偏误、社会期望偏误等。

此外,调查的时间、地点选择不当也可造成偏差。例如,为了解成年人对某问题的态度,采用工作日上班时间入户调查的方式,结果导致接受调查者大多为老年人,从而使样本结构与总体结构产生偏差而出现误差。被调查社区对调查的态度也会直接影响调查的质量,若社区积极性高,组织工作做得扎实,调查工作就容易开展,调查质量也会得到保障。

(三)调查数据整理录入阶段

数据整理录入时,可能由于归类错误、编码错误及录入错误而出现计量误差。

三、非抽样误差控制的措施

本质上,统计调查的质量控制就是对抽样误差与非抽样误差的控制。由于统计调查的各个阶段、众多环节都可能产生误差,因此必须对调查的每一个环节实行严格的质量控制,包括调查方案设计及准备阶段的质量控制、现场调查阶段的质量控制和资料整理阶段的质量控制等。

(一)调查方案设计及准备阶段

1. 调查设计方案精心准备,充分论证

调查方案设计要遵循科学合理可行的原则,围绕调查目的对调查指标进行认真筛选和清晰解释,正确选择调查指标,明确调查问题,选择恰当的调查方法,合理地估算样本量,使抽样误差控制在合理的范围之内。对调查方案应进行反复、多方论证并广泛征求有关方面及专家的意见,修改完善。

抽样框的设计对抽样调查非常重要,为了将抽样框误差控制在最小的程度,在调查设计阶段必须加以足够重视,编制一份准确而完善的抽样框,尽可能使抽样框中的被抽对象与目标对象一致。

2. 科学设计调查问卷及开展预调查

调查问卷是调查研究收集信息的主要工具,它的优劣是决定调查质量的关键因素之一。研究者应根据研究目的及研究内容科学合理地设计调查问卷,除了须达到规定的效度和信度要求外,在实际调查过程中应切实可行,能顺利完成信息收集。另外,在调查设计初步完成后,应组织开展预调查,以检验调查设计的合理性及可行性,并根据预调查中发现的问题进一步修改完善设计方案,积累现场调查组织实施的经验。

3. 调查人员的选择与培训

调查人员的严格挑选和标准化调查程序的培训是保证调查质量最重要的措施之一,是取得准确、可靠资料的重要前提。研究者应根据调查研究目的、内容,以及被调查人群特点,挑选愿意从事调查工作、实事求是、责任心强、吃苦耐劳、有良好沟通能力的调查人员。每位调查人员必须经过正规的标准化调查程序的培训并考核合格。培训的内容一般包括:向调查员介绍调查的计划、内容、目的、意义及相关情况;介绍基本的和关键的调查访问技巧;进行模拟访问流程指导练习,讨论可能出现的问题及相应的解决办法;统一指标含义及填写规范,强调调查员可能导致哪些调查质量问题,明确避免或减小误差的措施;强调现场调查的工作纪律,确保调查工作的质量和进程。从调查实施角度上看,调查员的培训内容主要包含以下几方面:联系被调查者,介绍研究项目,最大努力争取合作;开展问卷调查,真实准确地记录被调查者提供的信息,完成调查问卷要求的所有内容;对完成的问卷进行复核及质量监控。

4. 加强宣传

在现场调查,特别是大型现场调查活动开展前,应在样本地区或样本人群中通过各种渠道宣传调查的目的及意义,使被调查者了解调查背景,并认识到他的密切配合与提供真实情况对调查的重要性,同时也可以消除被调查者与调查员第一次接触时的一些顾虑。此外,也可通过各种方式提高被调查者参与调查的积极性,提高应答率,如对被调查者提供误工补偿等。

（二）调查实施阶段

1. 加强组织管理
精心安排,广泛宣传,充分准备,争取尽量高的首次应答率。

2. 加强调查员培训与监督管理,合理安排和分配调查任务
条件允许情况下,在正式调查开展前可适当进行预调查,使调查员熟悉调查内

容,掌握调查技巧,力求做到准确、完整地填写调查问卷。调查员完成调查后,应立即对问卷内容进行全面检查,如有疑问应重新询问核实,查漏补缺,纠正错误。要合理安排调查任务,避免由于调查员工作负担过重而忽视调查质量。

3. 加强调查过程的监督和检查

可派遣督导员随调查员入户调查,以进行现场监督指导;监督员加强对调查问卷的审核,主要是要从形式上和逻辑上进行审核,包括问卷填写的完整性、规范性、合理性和准确性;审核中发现的问题,应督促调查员及时解决,认真审核无误后,方可签字验收。质控人员在调查开展的同时可随机抽取一定比例的调查对象进行相同调查问卷的复查,比对复查问卷与原始问卷以掌握调查结果的准确性。

4. 加强调查经验交流,及时总结和解决调查中遇到的问题

在调查初期应组织管理员、调查员、监督员等进行短时间的调查经验及问题交流,汇总调查中遇到的问题和困难,并及时商讨解决,以免影响调查的进度和质量。

5. 加强无应答管理

对于调查中出现的无应答情况,应分析其产生的原因,调整访问策略,有针对性地进行复调查,尽可能争取被调查者的合作,提高应答率,减少无应答偏差。

(三)资料整理录入阶段

在资料整理录入阶段,应首先检查资料的完整性及填写的正确性,选择熟悉数据处理的统计分析人员实施数据编码,并编制数据编码手册,减少编码错误;挑选责任心强的数据录入人员,进行双人独立双份录入;对录入的数据进行检查核对,最大程度减少录入错误,保证电子版数据与调查数据的一致。此外,还需要根据调查项目之间的数量关系和逻辑关系,对调查数据进行有效范围检查和逻辑关系检查。

四、调查质量控制措施及其效果评估

现场调查结束后,要对本次调查的质量控制措施及其效果进行评估,客观掌握调查资料的质量。常用的指标有:

1. 调查员培训合格率

调查员必须经过统一的标准化的调查培训和考核,要求培训合格率达到100%。

2. 调查问卷当天审核率

调查员完成当日调查任务后,监督员或审核员应在当天完成调查问卷的审核,要求审核率达到100%。

3. 复查的符合率

在调查进行的同时,由质控员随机抽取一定比例的已完成调查访问的对象进

行相同问卷的复查,要求两次调查的符合率至少达到95%以上。

4. 调查问卷双份录入错误率

要求低于5‰。

5. 无应答率

未完成或不合格的调查样本单位数占实际调查样本单位总数比例,要求低于20%。

6. 样本代表性评估

将样本人群的性别、年龄、文化、职业等构成与目标总体的性别、年龄、文化、职业等构成进行比较,以检验样本的代表性。

---------------------------------- 练 习 题 ----------------------------------

1. 调查研究的特点都有哪些?

2. 常用的概率抽样有哪些?

3. 编制调查问卷需要注意什么?

（许金芳　叶小飞）

第四章　军队医院统计

第一节　军队医院统计工作的任务与要求

一、军队医院统计工作的任务

军队医院统计是以医院的一系列工作为研究对象,应用统计学的原理和方法,研究医院工作质量和效益的统计活动,能够为整个军队医疗工作的发展规划,以及提高军队医院的医疗质量、管理目标和绩效考核等提供依据。具体包括:

(1)建立健全医院统计制度和登记制度:统计、登记制度是医院统计工作的基础,应有效保障医院统计信息来源和质量。医院统计需要及时、全面、系统地收集医院业务运行中各种信息,并进行必要的加工、整理。

(2)严格执行统计报告制度:为了让各级卫生行政部门掌握医疗服务和卫生资源利用情况,了解医疗服务的社会效益和经济效益,为制定卫生服务政策提供规定的统计数据和分析资料。严格执行国家和各级卫生行政部门制定的卫生统计工作制度和卫生统计报表制度,按照规定的要求和统计口径,如实报送各项统计资料。

(3)及时反馈医院各项业务运行状况:通过医院统计指标及时反映医疗、科研、教学等各方面情况,分析医疗质量和工作效率。发挥医院统计工作在管理中的重要作用,以促进管理水平的提高。

(4)分析医疗活动状况:医院统计有其特有的信息处理方法,特别是采用一些标准化系统为临床工作效果的横向分析比较创造了条件。

(5)建立统计资料管理制度,保证统计资料安全、可用。

(6)及时了解国内外医院管理统计发展的动态,并向医院领导及有关人员介绍。

二、军队医院统计工作的要求

军队医院统计工作应遵循准确、可靠、及时、保密等原则,包括:

（1）统计数据要求准确、可靠、符合客观实际。

（2）提供统计数据与分析报告要及时。

（3）提供统计数据与分析报告要有针对性。

（4）统计数据要力求完整配套。

（5）统计工作中要严格遵守保密制度。

（6）向上级报表必须经医院领导审查、批准并签名盖章后才能上报。

第二节　军队医院统计工作的步骤与内容

一、医院统计工作的步骤

医院统计工作可分为统计设计、搜集资料、整理资料、分析资料与反馈信息五个步骤。

1. 统计设计

主要有各种登记表、过渡表、院内报表、专题调查的设计等，这一般由医院统计室或相关部门完成。

2. 搜集资料

完整、准确、及时地搜集全院各科室的原始登记、统计资料是统计工作的基础。各科室应有专人负责本科室工作信息的登记、统计工作，在全院形成一个完整的信息网，所有登记、统计的项目必须准确、完整，并按规定时间及时报送医院统计室，统计室应在此基础上建立完整的统计台账。

医院要实现信息化，减少重复劳动与不必要的资源消耗，并达到信息共享。随着军队医院信息化的发展，特别是"军字一号"的上线，传统的手工登记、手工填报的方式逐渐被基于医院信息系统（HIS）的电子化、系统化、自动化的数据采集模式所取代。常规的日报表、月报表等统计报表均可以通过 HIS 系统直接取得。医院信息系统成为现阶段医院统计数据的主要来源。为使统计工作不影响日常医疗业务的运行，避免日常 HIS 运行与统计调用间的矛盾冲突，一些军队医院，如解放军总医院，研发、建立了基于 HIS 的可操作数据存储（ODS）、独立于HIS 运行体系之外的专用信息资源体系，作为医院管理决策支持系统的资源基础，提高了统计工作的简便性、安全性。此外，还可通过专题调查的形式收集与获取数据。此时可建立专门的数据采集信息系统，实现电子数据的采集与管理。

3. 整理资料

以计算机整理为主,手工整理为辅。医院统计室将收集到的原始统计资料逐项检查核对后,按《军队医院医疗信息管理系统》软件输入的要求进行分类、整理和计算机录入工作。如每天录入住院卡、病室日报、病案首页,由计算机整理生成每日伤病员流动情况分科统计表、每日伤病员流动情况分类统计表、伤病员流动情况周内累计表等。每月录入门急诊人次、各医技科室工作量、麻醉手术人次等,由计算机生成医院向上级提交的报表、医院医疗数质量统计表。将《军队医院医疗信息管理系统》以外的原始登记、统计资料按医院资料汇编的要求整理成过渡报表,待到年终时进行资料汇编并向上级提交报表。

4. 统计分析

各种统计资料经整理后,必须进行统计分析。常规地应对第一季度、上半年、第三季度、全年的统计资料进行统计分析并写出统计分析报告。如根据《军队医院医疗信息管理系统》产生的医疗数、质量指标,从医院的医护工作质量、工作效率和卫生经济等方面,找出与去年同期相比波动较大的指标,根据管理的需要进行单项指标分析或多项指标综合分析,找出影响因素,并提出合理化建议。也可将医院完成的各项数、质量指标的实际值与上级规定的标准值进行比较,以分析医院医疗工作的完成情况,找出差距,并提出今后的改进措施。

5. 反馈信息

把统计分析后的结果或整理后的资料采用口头、书面或展览等形式及时反馈给各科室、医院领导及上级有关管理部门。

二、医院统计工作的内容

1. 门、急诊部

由挂号室或预检处根据每日门急诊患者分类挂号数或登记本,逐日统计填写门急诊日报。由急诊观察室值夜班护士每日根据出入观察室患者登记本,逐日统计填写急诊观察日报。这两种日报均应于次日报送医院统计室。

2. 住院处

由住院处接诊人员将入院患者住院卡片的有关项目输入计算机。并根据当日各病区患者的出、入院情况和住院证,逐日统计填写医院伤病员流动情况日报表、病案首页的接诊部分和住院卡。伤病员流动情况日报和住院卡应于次日报送医院统计室,病案首页应送至各病区。

3. 各病区

由总务护士对出、入本病区的患者进行逐日登记,由值夜班护士根据病区出、入院登记本和病区病情报告本,统计填写病室日报,并要求于次日送至门诊部、住院部生成院内一级日报,再由门诊部、住院部报送医院统计室生成院内二级日报。

住院医师在患者出院前一天,将出院患者登记卡和出院病案的各项内容按规定要求逐项填写后送交病区总务护士,总务护士按出院病案排列顺序整理后送交住院结账处结账。

4. 住院结账处

将患者住院期间的各项费用按规定的项目逐项填写在出院卡或病案首页上,于次日将出院卡和出院病案送交医院统计室。

5. 医技科室

各科室逐日登记和分类统计各项检查的患者人次数,每月终由专人负责统计填写本科室的医技科室工作量月报,并于规定日期前报送医院统计室。

6. 保健科室

逐日分类登记本院人员和免费医疗人员的就诊情况,于次日报送医院门诊办公室,再由门诊办公室分类汇总后于月终报送医院统计室。

7. 医务(教)处(部)

由专人分别负责登记、统计各科室发生的差错、事故,医院下部队、农村的医疗队数量,医院各类人员在位、出勤情况,接受院外人员进修、培训、实习情况,医院科研课题的完成情况等,每季度的报表报送医院统计室一次。

8. 护理部

负责统计填写每月医院护理工作检查情况报表,每月报送医院统计室一次。

9. 政治处(部)

将全院各科室的在编人员配备情况每年提供给医院统计室一次。

10. 院务处(部)

将医院基本情况每年提供给医院统计室一次。

三、医院统计工作程序

见图 4-1。

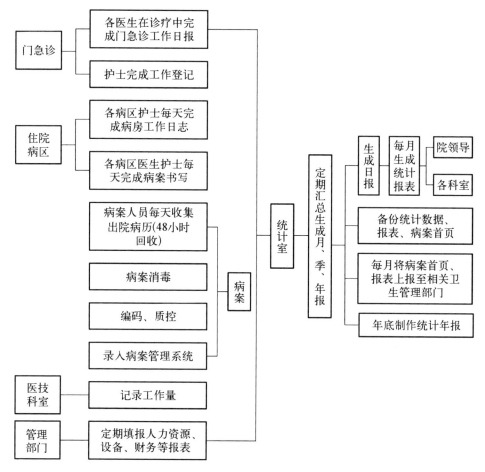

图 4-1　医院统计工作程序

第三节　军队医院统计主要登记格式与报表

一、主要登记格式

1. 门、急诊登记本

主要项目有：门诊号、姓名、性别、年龄、职业、职务、费别、就诊日期、工作单位、详细通讯地址、就诊科室、门急诊诊断、处置情况、治疗结果。

2. 急诊抢救登记本

主要项目有：姓名、性别、年龄、职业、职务、费别、抢救日期、工作单位、详细通讯地址、抢救科室、门急诊诊断、抢救经过、抢救结果、去向、备注。

3. 病区住院登记本

主要项目有：病案号、姓名、性别、年龄、职业、职务、费别、入院日期、出院日期、住院天数、初步诊断、出院诊断、手术日期、手术名称、第一术者、治疗结果、经治医师、工作单位（或详细通讯地址）。

4. 病案首页

主要项目有：门诊号、识别号、病案号、姓名、性别、年龄、婚否、职业、出生地、民族、国籍、工作单位、隶属大单位、电话、常住地址、医疗保险号、身份证号、邮编、联系人情况（军人项目：人员类别、勤务、医疗体系、身份、费别、在职否）；入院方式、接诊日期、入院情况；门急诊诊断、门诊医师；入院科室与医师、出院科室与医师；入院初步诊断；确诊日期、确诊天数、出院日期、住院天数；出院诊断、治疗结果、治疗天数、损伤或中毒的外部原因、死亡原因。

5. 住院卡（或出院卡）

主要项目同病案首页。

6. 医技科室检查登记本

主要项目有：病案号（门诊号）、门诊、急诊、姓名、性别、年龄、职业、职务、费别、检查日期、检查项目、检查结果、操作者、工作单位、联系地址。

二、主要报表

1. 医院内报表

（1）伤病员流动情况日报：主要项目有病案号、入（出）院科别、床号。

（2）门诊日报：主要项目有科别、在编军人（军干、师干、团干、团以下干部、战士）、免费职员与职工、免减费家属、地方人员、其他人员、门诊合计、诊疗次数、体检人次、门诊手术次数、门诊医师人数与职称。

（3）门诊周报：主要项目同门诊日报。

（4）急诊日报：主要项目有科别、在编军人（军干、师干、团干、团以下干部、战士）、免费职员或职工、免减费家属、地方人员、其他人员、急诊合计、诊疗次数、留观人次数、死亡人数、抢救人次、抢救成功人次数。

（5）病室日报（包括急诊观察日报）：主要项目有科室原有患者数、增加数、减少数、现有数，并逐个列出增加和减少患者的科别、床号、病案号、姓名、性别、增加情况（新入、转入）或减少情况（出院、转科、死亡）、入科诊断或出科诊断、备注；重危患者情况日报。

（6）医技科室月报：主要项目有科室、检查项目、检查人次（分门诊、急诊、住院、其他)、科室检查质量指标(如 X 线检查阳性率、检验质量控制合格率、病理切片优片率等)。

(7) 护理工作、医护差错与事故月报:主要项目有科室名称、检查日期、检查项目、合格数、压疮发生数、差错发生数、事故发生数、差错事故性质。

(8) 门诊收费情况月报:主要项目有在编军人(军干、师干、团干、团以下干部、战士)、免费职员或职工、免减费家属、地方人员、其他人员;药费、检查费、治疗费。

(9) 卫生经济成本核算情况月报:主要项目有科室、收入、支出、纯收益。

(10) 卫生技术人员在位情况月报:主要项目有人员类别(医疗、护理、医技、药剂、工程、其他)、不在位原因。

(11) 手术室(麻醉科)工作月报:主要项目有各类(大、中、小)手术人次数、各类麻醉人次数、麻醉成功率。

2. 向上级报表(卡)

(1) 月报:我军现行的卫生统计月报表为《军队医院月报》。上报时通过医疗卫生专网直接报送,同时提交相应电子文档,内容包括临床医疗指标月报数据库,收治伤病员指标月报数据库,医技科室医疗指标月报数据库,护理工作、医护差错与事故指标月报数据库,病案首页月报数据库。

(2) 年报:我军现行的卫生统计年报表为《军队卫生单位综合年报表》《军队医院医疗成本核算报表》及相应电子文档;现行除年报的内容外,还需提交疾病分类医疗指标数据库、病种医疗指标数据库、医疗队情况数据库、医院基本情况数据库、体系单位基本情况数据库。均通过医疗卫生专网向上级报送。

(3) 军队传染病报告卡:当医师新发现军队人员患甲类或乙类传染病时,必须及时填报此卡,并于 12 小时内直接向全军疾病监控中心寄出。

第四节　军队医院统计常用名词含义

1. 军队人员

包括军人,军队相关人员两大类别。"军人"指在中国人民解放军服现役的军官、军士、义务兵等人员;"军队相关人员"包括现役军人家属、烈士家属、因公牺牲军人家属、病故军人家属、军队管理的离休退休军人、军队管理的离休退休军人家属这 6 个群体。

2. 原有人数

指统计截止时的留院人数。此数与上个统计周期期末的"现有人数"相等。

3. 入院人数

指当月(年)已办理入院手续住院的人数。在编制本院统计报表时,院内各科间互转人数应互相抵消。

4. 出院人数

指本月(年)内出院的人数。包括"出院病人人数"、出院的"其他人数"与"未治人数"。

5. 出院病人人数

指在本月(年)内出院的治愈、好转、无效、死亡的病人人数。不包括"其他"与"未治"人数。

6. 现有人数

指期末最后统计截止时间的留院人数。

7. 占用床位总天数

指期内累积的每日 18:00 实际被住院者占用的床位数,包括实际占用的临时加床在内,不包括观察室床与陪护床。

8. 实际展开床位天数

指期内累积的各科室每日 18:00 展开的床位数。无论该床是否被病人占用,都应统计在内,包括因故(如消毒、小修理等)暂时停用的床位数,不包括因病房扩建、大修而停用的床位数。

9. 治愈者住院天数

指治愈主要疾病(病案首页的出院诊断栏第一行)的住院天数。计算时,不论住院期间治愈一种或几种疾病,只统计主要疾病的住院天数,其他不计算。时间应为该病开始诊疗至该病被治愈之间的天数。

10. 门诊人次

指来医院门诊接受医师诊治的人数。包括初、复诊及在门诊进行的产前产后检查、预约手术、局部的单项健康检查和本院人员的诊疗人次数。门诊的会诊由邀请科室统计诊疗人次,被邀请科室不再重复统计。以门诊日报为依据。

11. 急诊人次

指急诊科(室)医师在急诊室或急诊时间内的诊疗人次数,不包括正常门诊时间内的非急诊科(室)急诊或非急诊科(室)医师临时赴急诊室的诊疗人次数。

12. 急诊死亡人数

指急诊病人经抢救无效而死亡的人数。晚期肿瘤、慢性消耗性疾病病人临终前来院和来院时已无呼吸、心跳等生命体征者死亡,只统计为急诊人次数,而不统计为急诊死亡人数。

13. 健康检查人数

期内在医院门诊或在医院外对非住院病人进行全身性健康检查的人次数。包括对本院工作人员的全身健康检查人数。

14. 统计截止时间

每日统计截止时间是 18:00,一天的统计是从昨天 18:00 起到今日 18:00 止;一个月的统计是从上月末日 18:00 起至当月末日 18:00 止;一年的统计是从上年 9 月 30 日 18:00 起到当年 9 月 30 日 18:00 止。

第五节 军队医院统计指标

医院统计指标一般分为人员、物质、设备、医疗、科研、教学、经费、信息等方面统计指标。本节主要介绍医疗、护理与卫生经济方面统计指标的公式、作用和应用时的注意事项。

一、医疗工作质量指标

1. 诊断质量指标

(1) 门急诊诊断与出院诊断符合率:主要反映门急诊医师的诊断正确程度。无对照人数指门急诊待诊和出院待诊人数,致使无法对门急诊诊断与出院诊断的正确与否进行对照。

$$门急诊诊断与出院诊断符合率 = \frac{门急诊诊断与出院诊断符合人数}{出院患者人数 - 无对照人数} \times 100\%$$

(2) 临床初诊与确诊符合率:主要反映临床医师对入院患者初步诊断的正确程度。临床初诊指入科诊断中的第一诊断,无对照人数指临床初诊待诊和确诊待诊人数。

$$临床初诊与确诊符合率 = \frac{临床初诊与确诊符合人数}{出院患者人数 - 无对照人数} \times 100\%$$

(3) 临床诊断与病理诊断符合率:反映临床医师诊断与病理诊断的符合程度,是衡量临床医师诊断正确程度的可靠依据。

$$临床诊断与病理诊断符合率 = \frac{临床诊断与病理诊断符合人数}{有病理诊断的出院人数} \times 100\%$$

(4) 手术前后诊断符合率:反映临床手术科室医师的诊断正确程度。

$$手术前后诊断符合率 = \frac{手术前后诊断符合人数}{手术出院人数 - 术前待诊人数} \times 100\%$$

（5）影像诊断与最后诊断符合率：影像诊断包括 MRI、CT、B 超、X 线、同位素等所有影像诊断，该指标反映各影像科室医师的诊断正确程度。

$$影像诊断与最后诊断符合率 = \frac{影像诊断与最后诊断符合人数}{经影像诊断的出院人数} \times 100\%$$

（6）住院患者门诊待诊率

$$住院患者门诊待诊率 = \frac{经门诊入院的住院患者门诊待诊人数}{经门诊入院的出院患者人数} \times 100\%$$

（7）住院患者临床初诊待诊率

$$住院患者临床初诊待诊率 = \frac{经门诊入院的住院患者临床初诊待诊人数}{经门诊入院的出院患者人数} \times 100\%$$

（8）入院三日确诊率

$$入院三日确诊率 = \frac{经门诊入院后三日内确诊的出院患者人数}{经门诊入院的出院患者人数} \times 100\%$$

由于经急诊入院患者的诊断过程与经门诊入院患者不同，故二者不能合并在一起进行计算。第 6～8 项指标反映门诊和临床医师对入院患者诊断是否迅速。

2. 治疗质量指标

（1）治愈率

$$治愈率 = \frac{期内治愈人次数}{同期出院患者人次数} \times 100\%$$

（2）治疗好转率

$$治疗好转率 = \frac{期内治愈和好转人次数}{同期出院患者人次数} \times 100\%$$

（3）治愈者平均住院日：此项指标反映医院治愈疾病的平均时间。

$$治愈者平均住院日 = \frac{期内治愈者住院日数}{同期治愈出院患者人次数}$$

（4）住院抢救成功率：此项指标反映医院对住院危重患者医疗救治的水平。癌症或慢性衰竭性疾病患者的临终前抢救不按抢救计算。

$$住院抢救成功率 = \frac{期内经抢救脱险人次数}{同期抢救患者人次数} \times 100\%$$

（5）急诊抢救脱险率：此项指标反映急诊对危重患者的诊治水平和医院对突发事件医疗救治的应急能力。癌症或慢性衰竭性疾病患者的临终前抢救不按抢救计算。

$$急诊抢救脱险率 = \frac{期内急诊抢救患者脱险人次数}{同期急诊抢救患者人次数} \times 100\%$$

（6）住院患者死亡率：此项指标从反面反映医院的治疗质量。

$$住院患者死亡率 = \frac{期内住院患者死亡人数}{同期住院患者人数} \times 100\%$$

（7）无菌手术切口甲级愈合率：此项指标反映无菌手术质量和创口护理质量。

$$无菌手术切口甲级愈合率 = \frac{期内无菌手术切口甲级愈合人次数}{同期无菌手术人次数} \times 100\%$$

（8）同病种 7 日内重复住院率

$$同病种 7 日内重复住院率 = \frac{期内同一病种 7 日内重复住院人次数}{同期出院患者数} \times 100\%$$

（9）择期手术后 48 小时内重复手术数。

（8）和（9）两项指标反映对疾病的治疗是否彻底。

（10）危重病例率

$$危重病例（CD）率 = \frac{期内 C 型病例患者数和 D 型病例患者数合计}{同期出院患者数} \times 100\%$$

病例分为 A、B、C、D 四型，A 型为一般病例，B 型为一般急症病例，C 型为疑难重症病例，D 型为危重病例。

（11）病例医疗质量优良率

$$病例医疗质量优良率 = \frac{期内病例中的优型与良型出院病例数合计}{同期出院患者数} \times 100\%$$

病例质量得分 =（1−M×D×T/250）×100，M 为病例分型得分（A 型 = 5，B 型 = 4，C 型 = 3，D 型 = 2），D 为病例缺陷得分（Ⅰ级 = 1，Ⅱ级 = 2，Ⅲ级 = 3，Ⅳ级 = 4，Ⅴ级 = 5），T 为病例转归得分（治愈 = 3，好转 = 5，未治 = 7，无效 = 8，死亡 = 10）。M、D 与 T 的值越大，得分越低；M、D 和 T 的值越小，得分越高。病例得分 ≥96 分

为优,90~95.9 分为良,77~89.9 分为中,60~76.9 分为低,60 分以下为劣。

3. 医技科室工作质量指标

(1) X 线摄片优片率:此项指标反映放射科室工作质量。

$$X \text{ 线摄片优片率} = \frac{\text{期内 } X \text{ 线摄片优片数}}{\text{同期 } X \text{ 线摄片数}} \times 100\%$$

(2) 病理切片优片率:此项指标反映病理科室工作质量。

$$\text{病理切片优片率} = \frac{\text{期内病理切片优片数}}{\text{同期检查病理切片数}} \times 100\%$$

(3) 物品消毒灭菌合格率:此项指标反映消毒科室工作质量。

$$\text{物品消毒灭菌合格率} = \frac{\text{期内抽查合格的消毒灭菌物品数}}{\text{同期抽查消毒灭菌物品总数}} \times 100\%$$

(4) 检验科室间检测质控合格率:此项指标反映检验科室工作质量。

$$\text{检验科室间检测质控合格率} = \frac{\text{期内检测合格的项目数}}{\text{同期检测项目总数}} \times 100\%$$

(5) 报告单质量合格率

$$\text{报告单质量合格率} = \frac{\text{期内抽查合格的报告单数}}{\text{同期抽查报告单总数}} \times 100\%$$

(6) 毒麻限剧药品管理合格率

$$\text{毒麻限剧药品管理合格率} = \frac{\text{期内抽查管理合格的毒麻限剧药品数}}{\text{同期抽查毒麻限剧药品总数}} \times 100\%$$

(7) 制剂质量合格率

$$\text{制剂质量合格率} = \frac{\text{期内抽查合格制剂数}}{\text{同期抽查制剂总数}} \times 100\%$$

(8) 检查结果当日报告率

$$\text{检查结果当日报告率} = \frac{\text{期内检查结果当日出报告数}}{\text{同期检查结果总数}} \times 100\%$$

(9) 输血量。

（10）成分输血率

$$成分输血率 = \frac{期内成分输血量}{同期输血总量} \times 100\%$$

（11）自体输血率

$$自体输血率 = \frac{期内自体输血量}{同期输血总量} \times 100\%$$

（12）大型医用设备检查阳性率

$$大型医用设备检查阳性率 = \frac{期内大型医用设备检查阳性数}{同期大型医用设备检查人次数} \times 100\%$$

4. 医疗管理质量指标

（1）医院感染发生率

$$医院感染发生率 = \frac{期内发生医院感染人次}{同期出院患者人次} \times 100\%$$

（2）手术并发症发生率

$$手术并发症发生率 = \frac{期内手术并发症发生人次}{同期手术治疗人次} \times 100\%$$

（3）Ⅰ类切口手术部位感染率

$$Ⅰ类切口手术部位感染率 = \frac{期内Ⅰ类切口手术部位感染人次}{同期Ⅰ类切口手术台次} \times 100\%$$

（4）低风险病组病例死亡率

$$低风险病组病例死亡率 = \frac{DRGs分组器测算产生低风险组死亡例数}{同期DRGs分组器测算产生低风险组例数} \times 100\%$$

（5）麻醉死亡人数：由麻醉（包括恶性高热和麻醉用药过敏等）及其失误（包括用错药物和麻醉机械故障等）直接导致患者死亡的人数。

（6）麻醉并发症发生次数：由麻醉（包括恶性高热和麻醉用药过敏等）及其失误（包括用错药物和麻醉机械故障等）而导致的并发症的发生例数。

（7）医疗事故发生次数：医疗机构及其医务人员在医疗活动中，违反医疗卫生管理法律、行政法规、部门规章和诊疗护理规范、常规，过失造成患者人身损害的事故次数。

（8）甲级病案率

$$甲级病案率=\frac{期内甲级病案份数}{同期检查病案份数}\times100\%$$

（9）处方合格率

$$处方合格率=\frac{期内处方检查合格数}{同期检查处方数}\times100\%$$

（10）尸检率

$$尸检率=\frac{期内尸检例数}{同期死亡出院例数}\times100\%$$

（11）传染病报告及时率

$$传染病报告及时率=\frac{期内及时报告的传染病例数}{同期传染病发生总例数}\times100\%$$

（12）抗菌药物合理应用率

$$抗菌药物合理应用率=\frac{期内合理应用抗菌药物的出院患者数}{同期被抽查的应用抗菌药物的出院患者数}\times100\%$$

（13）医院感染漏报率

$$医院感染漏报率=\frac{期内漏报的医院感染人次}{同期出院患者人次}\times100\%$$

（14）床工比＝核定病床数∶现有工作人员数。含招聘、回聘人员。

（15）值班在位率

$$值班在位率=\frac{期内值班在位人数}{同期值班总人数}\times100\%$$

（16）设备完好率

$$设备完好率=\frac{期内抽查设备完好数}{同期抽查设备总数}\times100\%$$

（17）出院患者满意度：此项指标调查工作由各医院或上级卫生管理部门组织实施。

$$出院患者满意度=\frac{期内出院者对医护质量、服务态度和技术水平满意度得分之和}{同期回答问卷的出院患者数}$$

（18）帮带挂钩医院的落实数。

5. 医疗工作环节质量指标

(1) 三级(分级)查房率

$$三级(分级)查房率 = \frac{三级查房例数}{被抽查的住院患者例数} \times 100\%$$

应用此指标时应注意：① 抽查内容以病程反映的三级查房内容为主,暂以三级查房完成时限为标准。② 经三级查房后,诊断明确、治疗效果好的一般病例,可维持二级查房。③ 驻军医院可按"分级"查房要求。

(2) 危重、当日手术、新入院患者当日交接班率

$$危重、当日手术、新入院患者当日交接班率 = \frac{当日交接班的危重、当日手术、新入院患者例数}{危重、当日手术、新入院患者总数} \times 100\%$$

(3) 死亡病例讨论率

$$死亡病例讨论率 = \frac{有死亡讨论的病例数}{被抽查的死亡病例总数} \times 100\%$$

(4) 择期手术术前讨论率

$$择期手术术前讨论率 = \frac{有术前讨论的择期手术病例数}{被抽查的择期手术病例总数} \times 100\%$$

(5) 主刀(一助)医师术前谈话率

$$主刀(一助)医师术前谈话率 = \frac{有主刀(一助)医师术前谈话的病例数}{被抽查的手术患者例数} \times 100\%$$

(6) 输血和特殊诊疗告知率：以患者本人或家属签字为依据。

$$输血和特殊诊疗告知率 = \frac{有患者本人或其家属签字记录的病例数}{被抽查的接受输血或特殊诊疗的患者例数} \times 100\%$$

(7) 报病危后科主任或主任医师及时查房率：报病危后科主任或主任医师应及时查房,最迟不得超过 4 小时。

$$报病危后科主任或主任医师及时查房率 = \frac{报病危后 4 小时内有科主任或主任医师查房记录的病例数}{被抽查的病危患者例数} \times 100\%$$

(8) 手术前后麻醉访视率

$$手术前后麻醉访视率 = \frac{有麻醉医师术前术后访视记录的病例数}{被抽查的择期手术患者例数} \times 100\%$$

（9）疑难病例讨论率

$$疑难病例讨论率 = \frac{有疑难病例讨论的病例数}{疑难病例数} \times 100\%$$

"疑难病例"指：① 诊断不明；② 住院期间有重大发现，将导致诊断、治疗的变更；③ 治疗效果不好。对已住院 15 天、诊断不明确的患者，病程记录中应记载疑难病例讨论的结论。

（10）会诊及时率

$$会诊及时率 = \frac{在规定时间内完成的会诊次数}{被抽查的请求会诊次数} \times 100\%$$

（11）急诊处置及时率

$$急诊处置及时率 = \frac{处置及时的急诊患者数}{被抽查的急诊患者数} \times 100\%$$

6. 合理用药质量指标
（1）点评处方占处方总数的比例

$$点评处方占处方总数的比例 = \frac{点评处方数}{同期处方总数} \times 100\%$$

（2）点评出院患者医嘱比例

$$点评出院患者医嘱比例 = \frac{出院患者住院医嘱点评数}{同期出院人数} \times 100\%$$

（3）抗菌药物使用强度（DDDs）

$$抗菌药物使用强度（DDDs） = \frac{住院患者抗菌药物消耗量（累积 DDD 数）}{同期收治患者人天数} \times 100\%$$

（4）门诊患者基本药物处方占比

$$门诊患者基本药物处方占比 = \frac{门诊使用基本药物人次数}{同期门诊诊疗总人次数} \times 100\%$$

（5）住院患者基本药物使用率

$$住院患者基本药物使用率 = \frac{出院患者使用基本药物总人次数}{同期出院总人次数} \times 100\%$$

二、护理质量指标

1. 基础护理合格率

$$基础护理合格率 = \frac{期内抽查基础护理合格项目数}{同期抽查基础护理项目总数} \times 100\%$$

2. 重症护理合格率

$$重症护理合格率 = \frac{期内抽查重症护理合格项目数}{同期抽查重症护理项目总数} \times 100\%$$

3. 年压疮发生数

特指入院后发生的压疮。因病情重或危重、不能翻身等特殊病例可能产生的压疮为难免的压疮,报护理部认可后,可除外。

4. 病区管理合格率

$$病区管理合格率 = \frac{期内抽查病区管理合格项目数}{同期抽查病区管理项目总数} \times 100\%$$

5. 护理措施落实率

$$护理措施落实率 = \frac{期内护理措施落实数}{同期护理措施总数} \times 100\%$$

6. 急救物品完好率

$$急救物品完好率 = \frac{期内抽查急救物品准备合格项目数}{同期抽查急救物品准备总项目数} \times 100\%$$

7. 消毒隔离合格率

$$消毒隔离合格率 = \frac{期内抽查消毒隔离合格护理单元数}{同期抽查消毒隔离护理单元总数} \times 100\%$$

8. 护理评估符合率

$$护理评估符合率 = \frac{期内抽查符合患者情况的评估项目数}{同期抽查的评估项目总数} \times 100\%$$

9. 护理文书合格率:护理文书指护理病历、交班本、体温单、医嘱单和特护单。

$$护理文书合格率 = \frac{期内抽查护理文书合格项目数}{同期抽查护理文书项目总数} \times 100\%$$

10. 健康教育覆盖率：健康教育指以入院介绍、围手术期教育、检查前后教育、用药知识教育、出院指导为主要内容的完整健康教育。

$$健康教育覆盖率 = \frac{期内被调查患者中接受过健康教育的人次数}{同期问卷回答人次数} \times 100\%$$

11. 优质护理服务病房覆盖率

$$优质护理服务病房覆盖率 = \frac{全院已经开展优质护理服务的病房总数}{同期全院病房总数} \times 100\%$$

三、医护工作效率指标

第 1～11 项指标包括：① 门诊人次，② 急诊人次，③ 住院人次，④ 住院手术人次，⑤ 门诊手术人次，⑥ 急诊手术人次，⑦ 急诊留观人次，⑧ 危重病例人次（指住院患者中报病情危重人次），⑨ 抢救人次（包括门诊抢救、急诊抢救和住院抢救的人次），⑩ 麻醉人次（门诊手术麻醉除外），⑪ 危重患者占床总日数（指住院患者中的报病危、病重患者的占床天数之和）。第 12 项以下指标如下。

12. 病床使用率

$$病床使用率 = \frac{期内占用病床总天数}{同期天数 \times 同期核定病床数} \times 100\%$$

该指标反映病床的使用频率及负荷情况，衡量病床的利用是否充分。

13. 病床周转次数：

$$病床周转次数 = \frac{期内出院人次 \times 同期天数}{同期占用核定病床总天数}$$

期内出院人次指所有住院后在期内出院的人次。该指标反映病床的周转速度，衡量病床的利用是否有效。

14. 出院者平均住院日

$$出院者平均住院日 = \frac{期内出院者住院总天数}{同期出院人次}$$

15. 平均急诊留观天数

$$平均急诊留观天数 = \frac{期内急诊出观者留观总天数}{同期急诊出观人次}$$

16. 平均术前住院天数

$$平均术前住院天数 = \frac{期内择期手术患者术前住院总天数}{同期择期手术患者人次数}$$

急诊手术除外。该指标反映手术科室的管理及医技科室等部门与手术科室的配合情况。

17. 日手术台周转次数

$$日手术台周转次数 = \frac{期内手术人次}{同期天数 \times 手术台数}$$

门诊、急诊手术及手术台除外。

18. 日间手术占择期手术比例

$$日间手术占择期手术比例 = \frac{日间手术台次数}{同期出院患者择期手术总台次数} \times 100\%$$

19. 出院患者手术占比

$$出院患者手术占比 = \frac{出院患者手术台次数}{同期出院患者总人次数} \times 100\%$$

20. 出院患者微创手术占比

$$出院患者微创手术占比 = \frac{出院患者微创手术台次数}{同期出院患者手术台次数} \times 100\%$$

21. 出院患者三级手术比例

$$出院患者三级手术比例 = \frac{出院患者三级手术台次数}{同期出院患者手术台次数} \times 100\%$$

22. 出院患者四级手术比例

$$出院患者四级手术比例 = \frac{出院患者四级手术台次数}{同期出院患者手术台次数} \times 100\%$$

23. 全麻人数占所有麻醉患者构成比

$$全麻人数占所有麻醉患者构成比 = \frac{期内全麻人次}{同期麻醉人次} \times 100\%$$

此处指住院手术麻醉。

24. 特护、重症监护床日率

$$特护、重症监护床日率 = \frac{期内重症监护床日数 + 特护床日数}{同期占用病床总天数} \times 100\%$$

对于收住于各种重症监护病房(如 ICU、CCU 等)的患者,不论其护理等级如何,应全部记入重症监护。特护床日数指同期重症监护病房外的特护床日数。

25. 一级护理床日率

$$一级护理床日率 = \frac{期内一级护理床日数}{同期占用病床总天数} \times 100\%$$

特指各种重症监护病房外的一级护理床日数。

26. 门诊患者平均预约诊疗率

$$门诊患者平均预约诊疗率 = \frac{期内预约诊疗人次数}{总诊疗人次数} \times 100\%$$

27. 门诊患者预约后平均等待时间

$$门诊患者预约后平均等待时间 = \frac{期内患者总和数 \times (进入诊室诊疗的时钟时间 - 到达分诊台或通过信息系统(自助机、APP 等)报到的时钟时间)}{预约诊疗人次数}$$

28. 每名执业医师日均住院工作负担

$$每名执业医师日均住院工作负担 = \frac{全年实际占用总床日数}{医院平均执业助理医师人数}/365$$

29. 每百张病床药师人数

$$每百张病床药师人数 = \frac{医院药师(包括药剂师和临床药师)总人数}{医院实际开放床位} \times 100$$

30. CT 检查预约报告天数

$$CT 检查预约报告天数 = \frac{期内 CT 检查者预约报告总天数}{同期 CT 检查者人次}$$

31. 核磁检查预约报告天数

$$核磁检查预约报告天数 = \frac{期内核磁检查者预约报告总天数}{同期核磁检查者人次}$$

四、医院卫生经济指标

1. 军队人员门诊次均费用

$$军队人员门诊次均费用(元) = \frac{期内军队人员门诊费用合计}{同期军队人员门诊人次}$$

2. 地方人员门诊次均费用

$$地方人员门诊次均费用(元) = \frac{期内地方人员门诊费用合计}{同期地方人员门诊人次}$$

3. 军队人员住院人均费用

$$军队人员住院人均费用(元) = \frac{期内军队人员出院费用合计}{同期军队人员出院人次}$$

4. 地方人员住院人均费用

$$地方人员住院人均费用(元) = \frac{期内地方人员出院费用合计}{同期地方人员出院人次}$$

第1～4项指标按地方收费标准计算。可结合医院所在地区的医保局对地方患者门诊次均费用和地方出院人均费用的规定进行评价。

5. 对外医疗药品费占医疗收入百分比

$$对外医疗药品费占医疗收入百分比 = \frac{期内门诊和住院对外医疗药品收入}{同期对外医疗总收入} \times 100\%$$

6. 对外医疗年收入总额(万元)

7. 对外医疗成本率

$$对外医疗成本率 = \frac{期内对外医疗收支结余}{同期对外医疗收入总额} \times 100\%$$

8. 医院补贴军队人员卫生事业费

$$医院补贴军队人员卫生事业费(万元) = 卫生事业费支出 - 上级卫生事业费用拨款$$

9. 师及师以上干部门诊次均费用

$$师及师以上干部门诊次均费用(元) = \frac{期内师以上干部门诊总费用}{同期师以上干部门诊人次}$$

10. 师及师以上干部住院人均费用

$$师及师以上干部住院人均费用(元) = \frac{期内师以上干部住院总费用}{同期师以上干部住院人次}$$

11. 团及团以下干部门诊次均费用

$$团及团以下干部门诊次均费用(元) = \frac{期内团以下干部门诊总费用}{同期团以下干部门诊人次}$$

12. 团及团以下干部住院人均费用

$$团及团以下干部住院人均费用(元) = \frac{期内团以下干部住院总费用}{同期团以下干部住院人次}$$

13. 战士门诊次均费用

$$战士门诊次均费用(元) = \frac{期内战士门诊总费用}{同期战士门诊人次}$$

14. 战士住院人均费用

$$战士住院人均费用(元) = \frac{期内战士住院总费用}{同期战士住院人次}$$

15. 职工门诊次均费用

$$职工门诊次均费用(元) = \frac{期内职工门诊总费用}{同期职工门诊人次}$$

16. 职工住院人均费用

$$职工住院人均费用(元) = \frac{期内职工住院总费用}{同期职工住院人次}$$

17. 文职人员门诊次均费用

$$文职人员门诊次均费用(元) = \frac{期内文职人员门诊总费用}{同期包干人员门诊人次}$$

18. 文职人员住院人均费用

$$文职人员住院人均费用(元) = \frac{期内文职人员住院总费用}{同期包干人员住院人次}$$

第5～18项指标按地方收费标准计算军人费用。

19. 对外医疗人均收益

$$对外医疗人均收益(元) = \frac{期内对外医疗收支节余}{同期医院人数}$$

20. 门诊收入占医疗收入比例

$$门诊收入占医疗收入比例 = \frac{门诊收入}{医疗收入}$$

21. 门诊收入中来自医保基金的比例

$$门诊收入中来自医保基金的比例 = \frac{门诊收入中来自医保基金的收入}{门诊收入}$$

22. 住院收入占医疗收入比例

$$住院收入占医疗收入比例 = \frac{住院收入}{医疗收入}$$

23. 住院收入中来自医保基金的比例

$$住院收入中来自医保基金的比例 = \frac{住院收入中来自医保基金的收入}{住院收入}$$

24. 辅助用药收入占比

$$辅助用药收入占比 = \frac{辅助用药收入}{药品总收入}$$

25. 万元收入能耗占比

$$万元收入能耗占比 = \frac{年总能耗}{年总收入} \times 10\,000$$

26. 资产负债率

$$资产负债率 = \frac{负债合计}{资产合计} \times 100\%$$

27. 药耗比

$$药耗比 = \frac{门诊住院总药品费 + 门诊住院总材料费}{医疗总费用} \times 100\%$$

28. 医疗收入增幅

$$医疗收入增幅 = \frac{(本年度医疗收入 - 上一年度医疗收入)}{上一年度医疗收入} \times 100\%$$

29. 门诊次均费用增幅

$$门诊次均费用增幅 = \frac{\begin{array}{c}(本年度门诊患者次均医药费用\\ -上一年度门诊患者次均医药费用)\end{array}}{上一年度门诊患者次均医药费用} \times 100\%$$

30. 门诊次均药品费用增幅

$$门诊次均药品费用增幅 = \frac{\begin{array}{c}(本年度门诊患者次均药品费用\\ -上一年度门诊患者次均药品费用)\end{array}}{上一年度门诊患者次均药品费用} \times 100\%$$

31. 住院次均费用增幅

$$住院次均费用增幅 = \frac{(本年度出院患者次均医药费用 - 上一年度出院患者次均医药费用)}{上一年度出院患者次均医药费用} \times 100\%$$

32. 住院次均药品费用增幅

$$住院次均药品费用增幅 = \frac{(本年度出院患者次均药品费用 - 上一年度出院患者次均药品费用)}{上一年度出院患者次均药品费用} \times 100\%$$

五、为军服务指标

第1～6项指标包括：① 军队患者门诊人次，② 军队患者急诊人次，③ 军队患者住院人次，④ 军队患者住院手术人次，⑤ 军队患者门诊手术人次，⑥ 军队患者急诊手术人次。第7、8项指标如下。

7. 军队患者占用编制病床使用率

$$军队患者占用编制病床使用率 = \frac{期内军队患者占床总天数}{期内天数 \times 编制病床数} \times 100\%$$

8. 军队患者三日入院率

$$军队患者三日入院率 = \frac{期内开住院证后三日内入院的军队患者人次}{同期军队患者住院总人次} \times 100\%$$

第六节　军队医院工作统计分析及报告

一、医院工作统计分析

(一) 医护工作质量分析

医护工作质量的分析主要应从以下几方面进行：诊断是否正确、迅速；治疗是否有效、迅速、彻底；有无给患者增加不必要的痛苦与损伤；医疗工作环节质量如何等。

1. 诊断质量分析

反映诊断是否正确的指标一般用门急诊诊断与出院诊断符合率、临床初诊与确诊符合率、临床诊断与病理诊断符合率、手术前后诊断符合率、影像诊断与最后诊断符合率等。反映诊断是否迅速的指标一般用住院患者门诊待诊率、住院患者临床初诊待诊率、入院三日确诊率等。应用上述指标时应注意：① 诊断质量应从诊断是否正确与迅速两个方面来反映。② 任何一项指标仅反映诊断质量的一个侧面,要反映全面的情况,必须综合应用多项指标。③ 不能只注意两种诊断符合率的高低,还要注意不符合的情况,以便找出诊断质量不高的原因,寻求提高诊断质量的办法。④ 不但要从总的指标进行分析,还要把不同疾病分别分析;既要分析大量常见的疾病,又要分析少见的疾病;凡是尸检诊断与临床诊断不符合的病例,都要进行个案分析。⑤ 待诊患者人数多,表示初步诊断质量低;而在确诊时排除的疾病愈多,也反映初诊水平不高。

2. 治疗质量分析

反映治疗是否有效的指标一般用治愈率、治疗有效率、住院抢救成功率、急诊抢救脱险率、无菌手术切口甲级愈合率、住院患者死亡率、病例医疗质量优良率等。反映治疗是否迅速的指标一般用同病种治愈者平均住院日等。反映治疗是否彻底的指标一般用同病种 7 日内重复住院率、择期手术后 48 小时内重复手术数等。应用上述指标时应注意:① 由于指标值的变化受患者的病种、病情、年龄、治疗是否及时等因素影响较大,当根据指标值的大小作出医院或科室治疗质量高或低的结论时,一定要有充分的理由。② 当医院或科室间收容患者的病种、病情、年龄等不同时,医院或科室间的同一指标值不具备可比性,此时应从病种或病例分型的角度计算各指标值从而进行深入与全面的分析。

3. 给患者增加不必要的痛苦与损伤的分析

反映给患者增加不必要的痛苦与损伤的指标一般用医院感染发生率、手术并发症发生率、无菌手术切口感染率、麻醉死亡人次数、麻醉并发症发生次数、年压疮发生数、医疗事故发生期数等。应用上述指标时应注意:① 各指标均是从反面反映医护质量的,故称为反向指标或负向指标。② 应正确掌握和理解各种损害的标准。

4. 医疗工作环节质量分析

反映医疗工作质量的指标按信息流程可分为环节质量指标与终末质量指标。医疗环节质量控制属于前馈控制,即对医疗质量的考核是在工作的过程中进行,可以在工作中不断的发现错误并及时纠正错误。反映环节质量的指标一般用三级(分级)查房率,危重、当日手术与新入院患者当日交接班率,死亡病例讨论率,择期手术术前讨论率,主刀(一助)医师术前谈话率,输血和特殊诊疗告知率,报病危后科主任或主任医师及时查房率,手术前后麻醉访视率,疑难病例讨论率,会诊及时率,急诊处置及时率等。环节质量指标的产生由考核专家抽查住院患者的病历,根据病历记录情况统计计算得出,每次抽查的病例数不少于在院病例数的 20%。

(二)医护工作效率分析

医护工作效率的分析主要应从以下几方面进行:病床的利用是否充分与有

效；医护工作量及其比例情况等。

1. 病床利用情况分析

反映病床利用情况的指标一般用病床使用率、病床周转次数、出院者平均住院日、平均术前住院天数等。应用上述指标时应注意：① 病床使用率和病床周转次数是从病床的利用是否充分和有效两个不同侧面反映病床的利用情况，分析时应将两者结合起来。例如，一个患者常年住院，从病床使用率方面看是好的，但从病床周转次数方面看却很不好。② 病床使用率和病床周转次数是衡量医院工作效率及管理质量的重要指标。指标值的高低与各科室病床分配是否合理、病房管理质量的优劣、收容病种的复杂难易程度等有关；除要了解全医院总的指标外，也要了解各科室的指标。病床周转次数低，说明病床管理和诊治效果不好；但病床使用率和周转次数太高，医疗质量也难以得到保证。③ 以缩短平均住院日为突破口、走质量效益型道路是当前医院深化改革的重要任务之一。应注意分析"出院者平均住院日"缩短和延长的原因，延长的原因可能为：外科病人术前住院时间延长；入院后重复门诊的检查；收容大批慢性病人；治愈患者未及时组织出院等。缩短的原因可能为：一是诊断、治疗质量可能有所改善，但也有可能是提前让病人出院所致。④ 平均术前住院天数对出院者平均住院日影响很大，缩短平均术前住院天数至关重要。⑤ 不同病种的平均住院日存在较大差异，在考查医护工作效率时，还可引入 DRG/DIP 管理工具，计算时间消耗指数，综合考虑医院或科室不同病种的平均住院日与各病种标准平均住院日的差距，以此评价与比较医疗效率。

2. 医护工作量及其比例情况分析

反映医护工作量的指标一般用门诊人次、急诊人次、住院人次、手术人次、各医技科室的工作量指标（具体指标此处从略）、抢救人次、麻醉人次、日手术台周转次数、特护和重症监护床日率、一级护理床日率等。应用上述指标时应注意：① 住院人次数说明医院是否正常地完成了收容任务，正常收容数＝实有病床数×正常病床使用率×正常病床周转次数。如果实际住院人数等于或高于正常收容人数，说明已完成或超额完成收容任务；如果低于正常收容人数，应查找具体原因。② 应计算出院患者疾病分类构成比，以分析医院是否发挥了正常技术效能，即收治的病种及其数量是否同医院的技术水平相适应，是否保证急需和必须住院的患者得以及时住院等。随着各地 DRG/DIP 的推进，还可计算病种权重、CMI、总权重数等指标来评估收治病种的疑难程度与医院技术水平的适应性。一个技术条件好的医院，如果收容了很多普通慢性病患者和病情轻型患者，而占用了大量的病床，会使较好的技术条件得不到充分发挥。③ 应计算医院各类人员人均工作量，如医护人员数与病床数比、医护人员数与门急诊日均人次比、医护人员数与住院人次比，每名住院医师负担的病床数、每名病房护士负担的病床数、医技科室每人每天的工作件数等。

（三）医院卫生经济分析

医院卫生经济的分析主要是分析医院的经济效益，同时应考虑是否存在不合理的医疗收费。常用的指标有：军队人员门诊次均费用、军队各类人员（师及师以上干部、团及团以下干部、战士、文职人员、职工）门诊次均费用、地方人员门诊次均费用，军队人员住院人均费用、军队各类人员（师及师以上干部、团及团以下干部、战士、职工、包干人员）住院人均费用、地方人员住院人均费用、对外医疗药品费占医疗收入百分比、对外医疗年收入总额、对外医疗成本率、医院补贴军队人员卫生事业费、对外医疗人均收益。应用上述指标时应注意：① 不同医院由于收治病种与医院性质不同，不便于将上述指标直接进行比较。应考虑在医院规模、性质、收治病种大致相同的情况下，比较各医院间常见病种的人均负担医疗费用。若有的医院此指标值过高，应查找其原因。此外，还可引入 DRG/DIP 管理工具，计算费用消耗指数，综合考虑各病种平均费用情况，较少医院由于收治病种的不同而对医疗费用造成的影响，增加费用指标在医院间的可比性。② 要了解医院各项收入与支出的构成，特别是门诊收入与住院收入中一些主要项目的构成，对构成比重较大的收入项目还要作进一步的分析。例如：门诊收入中的药费收入比重最大，对此要计算平均每张门诊处方的药费收入是多少，以便从中分析有无乱开大处方的现象。不论在门诊收入还是在住院收入中，检查治疗费都占有较高的比重，分析其中大型医疗设备检查的收入，应同检查阳性率结合，为的是减少使用大型医疗设备所进行的不必要检查。③ 在了解医院医疗业务收入增长情况的同时，也要了解医疗业务工作量增加了多少，从二者之间的量变关系，看一下医院业务收入增长的因素主要是由于扩大了医疗服务呢，还是由于医疗费用的增长。医疗效果与医疗费用之间的关系可以有以下四种情况：高疗效与低费用，高疗效与高费用，低疗效与低费用，低疗效与高费用。按经济规律来管理医院，就是用最低的医疗消费、最好的医疗技术和工作效率，取得最佳的医疗效果，即"优质、低耗、高效"，也才是医院最佳的发展模式。④ 比较医疗费用增长情况时，除了解各项医疗费用构成外，还应考虑物价指数的变化情况，这样就能清楚地分析出医疗费用的增长是否合理，或者分辨出其中哪些是合理的，哪些是不合理的。

（四）为军服务情况分析

为军服务是军队医院的主责主业，主要指标为军队患者门急诊人次数、住院人次数、手术人次数、军队患者三日入院率等，分析为军服务情况时应注意：① 应计算各类军队患者疾病分类构成比,分析困扰军队患者的主要疾病及随时间变化情况,找出疾病原因,及时进行相关干预,并为军队医院科研提供聚焦方向。② 实时监测军队患者三日入院率等为军服务效率指标,确保为军服务的及时性。

此外,上述指标除统计某一定时期的一般情况(静态分析),还需计算与上一年度同期间的变化情况(变化),及指标随时间的变化趋势,总结动态变化规律。利用综合分析、多元分析等方法探讨指标的影响因素,从而帮助管理者进行有的放矢的干预与决策。

二、医院统计分析报告

(一)医院统计分析报告的种类与撰写注意事项

1. 医院统计分析报告的种类

医院统计工作者除完成规定的院内报表和向上级报表(盘)外,还应该进行医院统计分析,并作出统计分析报告。那种认为只要统计出数字就完成任务的想法和做法,均与我军当前医院管理的需要不相适应。医院统计分析的作用是充分利用所收集的医院管理工作信息,运用统计学方法与计算机技术,客观地描述与分析本单位医院管理工作情况,介绍先进经验,指出工作中存在的问题,为医院管理工作者进行科学管理提供可靠的数字依据与合理建议。

医院统计分析报告因目的和任务不同,一般分为三种。

(1)年度或半年度统计分析报告:该类报告应全面总结期内医护工作各方面情况,重点分析医护工作信息的主要内容、变化趋势及该期间的主要任务、医院领导关注的主要问题等,作出综合分析报告。

(2)季度或月份统计分析报告:该类报告应总结本阶段医护工作的基本情况,重点分析与上一阶段比较、与去年同时期比较中出现的变化,将本阶段统计信息中发现的问题提供给医院领导,作出简要阶段分析报告。

(3)专题统计分析报告:该类报告是根据定期或专题的调查资料,按既定的目的进行分析,作出专题分析。

医护统计分析所选择的指标,应以总后勤部卫生部印发的军队医院医护质量指标体系中的指标为参考,力争做到规范化。在统计分析报告开始,应说明本次资料来源及所用的统计分析方法。

2. 医院统计分析报告撰写注意事项

评价医院统计分析报告撰写的优劣,一般可从两个方面来衡量,一是统计分析报告的内容、分析水平、写作技巧等;二是统计分析报告在医院管理实际工作中发

挥的作用。写好医院统计分析报告,必须遵守以下原则:

(1)准确性:统计数据的准确性是统计工作的生命线。为了保证统计数据的准确性,统计人员一要对医院各科室的统计工作情况有充分的了解,应积极参加医院平时的周会,经常向各科室主任与护士长了解情况,甚至亲自输入病案首页数据等;二要正确理解各种登记表册中各项内容的具体含义,认真填写,以保证原始数据准确无误;三要认真细致地对数据资料进行整理与汇总,防止过失误差;四要完整且连续性地积累资料,并根据管理工作需要及时增加统计项目;五要对各科室统计工作的薄弱环节进行严格质量控制;六要实事求是地反映情况,对工作的评价分析必须以数据为依据,而不能主观臆断地下结论。

(2)针对性:统计分析报告重点介绍与描述的内容有两个,一是医院医护工作数量与质量指标的完成情况,二是当前医院管理工作中领导关心的主要问题。为此,统计人员必须了解当前医院的中心工作,熟悉医院的基本情况,了解医院发生的重大事情,对统计数据产生的背景做到心中有数,必要时进行深入地抽样调查。只有这样兢兢业业地不断探索与工作,才能写出高质量的统计分析报告。

(3)及时性:撰写统计分析报告的目的是协助医院领导及时了解医院管理工作的情况,及时解决管理工作中存在的问题,因此统计分析报告一定要注意其时效性,一旦错过了时机,就大大降低了它的价值,甚至会变得毫无意义。

(4)科学性:要用科学与实用的统计分析方法对统计数据进行整理与分析。

① 绘制的统计表应注意其规范化,要让读者容易看懂。

② 要根据不同的资料类型选择正确的图形(如间断性资料与连续性资料选择的图形不同)。

③ 统计指标的计算公式要正确,所选择的统计指标要经过筛选,避免设置重复的指标(在医院统计指标中,有些指标间的计算公式是可以互推的,如:平均病床工作日=病床使用率×365÷100%,所以在反映病床利用是否充分方面,通常设置病床使用率就可以了,平均病床工作日的设置并没有增加新的信息)。

④ 统计指标的平均数与变异数选择要正确(医院的绝大多数统计指标呈偏态分布,这要求在描述各统计指标的平均水平时,应计算其中位数或几何均数为宜;需要说明的是卫生经济指标有时应计算算术均数,这样可以方便地从平均值反推算出总量值)。

⑤ 统计分析时最常用的方法是将统计指标在医院自身几年间的纵向比较、各同类医院间同一时间的横向比较或医院与上级制定的标准值进行比较。

⑥ 对医院各科室工作进行综合评价的一般步骤:第一,建立合理的评价指标体系;第二,对原始评价指标值进行无量纲化;第三,确定评价标准值;第四,确定评

价指标的权重;第五,进行合理综合。

写好医院统计分析报告,要注意六个方面的结合:一般分析与重点分析相结合,数据、图表描述与文字分析相结合,终末质量分析与环节质量分析相结合,规律性问题与特殊性问题分析相结合,宣扬成绩与批评建议相结合,整体分析与局部分析相结合。

(二)医院年度与半年度统计分析报告

主要是介绍医院年度医护工作情况的统计分析报告,半年度的统计分析报告可参考年度统计分析报告的格式进行分析与书写。

1. 年度统计分析报告的作用

(1)反映本年度医院医护管理工作的基本现状、特殊情况和领导关注的主要问题。

(2)监测本年度各项医护数质量计划指标的完成情况,分析其原因。

(3)将本年度各项医护数质量指标与前一、二年进行对比,分析其原因。

(4)对各科室工作作出评价。

(5)揭示本医院医护管理工作的基本规律与各项工作间的相互关系。

(6)介绍先进经验,指出存在问题,提出合理建议。

(7)参与医院管理工作的计划制定,进行统计预测与决策。

2. 年度统计分析报告的内容

(1)标题:位于统计分析报告的封面,一般包括题目,常为"二×××年医院统计分析报告"及撰写单位和年月等信息。

(2)前言:从统计分析报告的第一页开始,一般内容如下:

① 写作背景,即医院一年来工作总的指导思想与概况。

② 资料来源。

③ 撰写本医院统计分析报告时的主要参考文献。

④ 主要目录。

(3)主体部分:统计分析报告的主体部分一般分为6个部分:医护工作数量指标的描述与分析,医护工作质量指标的描述与分析,病种医护质量指标的描述与分析,医疗经费指标的描述与分析,医院各科室工作综合评价与分析,医院特殊工作情况描述与分析。其中,① 医护工作数量指标常包括:门、急诊工作量;住院工作量;手术工作量;医技科室工作量。② 医护工作质量指标常包括:工作效率;诊断质量;治疗质量;医护管理质量。③ 医疗经费情况常包括:全院医疗收入;住院医疗收入;门诊医疗收入。

（4）结尾：这部分一般为建议。下面以某医院××××年度统计分析报告的"建议"为例：

① 继续坚持以优质服务为宗旨，以质量管理为核心，以科技进步为先导的办院方针。从严治院、科学管院、艰苦奋斗、求真务实，确保为兵服务。实行院科两级核算，堵塞漏洞，降低成本，增加效益。

② 继续实行门诊导诊制度，进一步完善专科门诊制度，积极开展一些高层次的医疗服务项目，以满足社会不同层次的医疗服务需求。

③ 针对急诊科目前患者多、流动量大、病种复杂、涉及面广、管理质量偏低、缺乏系统性与基础统计工作薄弱的特点与状况，应加快急诊工作计算机信息管理子系统的运行，使急诊工作标准化与现代化。

④ 把握好医技设备综合效益，合理确定收费标准，在提高医疗服务合理性与高质量的前提下提高经济效益。医院要从宏观管理角度，注意各科的综合平衡与协调，为医技设备的使用创造良好的条件。

⑤ 继续总量控制医疗费用，调整医疗费用结构比。针对当前药品费收入在总收入中所占比例过大，在制定"医院综合目标管理方案"时，注重控制药品费收入在总收入中所占的比重，增加病床使用率与病床周转次数。

⑥ 继续办好院内简报"信息之窗"。利用报纸、广播、电视等宣传媒体，向社会介绍我院的有关情况，吸引更多的患者来我院就诊。

⑦ 在遵守"按劳分配"原则的前提下，进一步探讨与制定更好的奖金分配方案和激励机制，充分发挥全院人员的积极性与创造性。

此外，医院季度与月份统计分析报告可参考医院年度统计分析报告的内容与格式进行书写与分析。

第七节 军队医院统计资料汇编

医院统计室人员要善于将平时零散的统计资料进行科学地加工整理，汇编成系统完整的统计资料，使其成为对医院工作进行分析、评价、预测与决策的可靠依据。

对统计资料进行汇编时应注意：① 在内容上要系统完整，在时间上要有连续性，那种时有时无、断断续续的统计资料，无法用于分析事物的发展规律，科学价值不大。② 既要考虑到满足医院管理工作的需要，又要注意到统计实现的可能性。汇编内容过多，若统计人力不足，则坚持不下去；若内容太少，不能满足医院管理工作的需要，则使汇编流于形式。③ 应保留必要的绝对数。对于相对数和平均数，必要时应注明计算公式和文字说明,以便查询。④ 应每年汇编一次,除列出每年度的统计指标外,还要尽量列出各季度、月份的统计指标。除列出全医院的统计指标外,还要尽量列出各科室的统计指标。

1. 按主要医疗指标汇编

参考本章第五节的军队医院统计指标的有关内容。

2. 按住院费用汇编

(1) 不同身份人员住院费用及不同身份人员住院费用相对比。

(2) 住院者人均费用和住院者床日均费用。

(3) 住院者各项住院费(病床费、西药费、中药费、手术费、化验费、放射费、特诊费、处置费、输血费、其他费)及住院费构成比。

3. 按疾病谱汇编

内容有各种疾病的出院人次数、构成比、治愈率、人均住院日、人均住院费等。

4. 按护理部工作情况汇编

参考本章第五节的军队医院统计指标的有关内容。

5. 按医技科室工作情况汇编

参考本章第五节的军队医院统计指标的有关内容。

以上是常用的汇编内容及项目,各单位也可根据工作需要增加其他内容。

医院原始统计资料一般要保存一年或两年,医院向上级报表和汇编资料则要永久性保存。

练 习 题

1. 军队医院统计工作的任务与要求是什么?

2. 简述军队医院统计工作的内容与程序。

3. 军队医院统计工作主要登记格式与报表有哪些?

4. 简述军队医院统计常用名词含义。

5. 简述军队医院统计指标分类与名称。

6. 军队医院工作统计分析时应注意什么问题?

7. 医院工作统计分析报告一般分为几种? 它们各有什么作用?

8. 撰写医院工作统计分析报告有哪些注意事项?

9. 医院年度与半年度工作统计分析报告的主要内容有哪些?

（张天一　郭晓晶）

第五章 综 合 评 价

第一节 综合评价的概念和步骤

一、基本概念

评价(evaluation)是人类社会中一项经常性的、极为重要的认识活动,是人类最常用的思维方式之一。评价是指根据确定的目的,通过对照某些标准来判断被评价对象的观测结果,并赋予这种结果一定的意义和价值的过程。对于某些简单直观的问题(单指标的评价问题),通过比较可以直接给出确定的评价结果。但在解决实际问题时,面临的问题往往更复杂,被评价对象由于受到多种因素的影响,需综合考虑多个因素,仅根据单一指标进行评价不尽合理。因此往往需要将反映被评价事物的多项指标的信息加以汇总,得到一个综合指标,以此来反映被评价事物的整体情况。综上,综合评价(comprehensive evaluation)指依据多个指标信息得到一个综合指标,依据综合指标值的大小对被评价对象进行评价,并排出优劣顺序的过程。

卫生管理工作的理论和实践是一个广泛的领域,因而有关的综合评价必然涉及各个方面,有着十分丰富的内容。依据不同的分类标准,对综合评价的分类结果也不同。根据评价目的,综合评价分为对多个研究对象进行分类,对多个研究对象进行比较、排序和对某一事物或综合目标做整体评价;根据指标定量化程度的不同,分为定量评价(quantitative evaluation)与定性评价(qualitative evaluation);根据评价的领域,分为临床评价(clinical evaluation)、卫生评价(health evaluation)和管理评价(administrative evaluation)等;按照评价方式,可分为预评价(pre-event evaluation)、中期评价(interim evaluation)和终结评价(after-event evaluation)等。

二、主要步骤

(一)明确评价对象、评价目的

综合评价对象通常有以下三种情况:

第一种：同类事物的横向排名,如全国医院综合实力排名。

第二种：同一事物在不同时期(纵向)的表现,如不同时期我国居民卫生服务利用情况比较。

第三种：同类事物在不同时期的表现,如我国各个省(市、区)自新中国成立以来不同时期妇女初级卫生保健情况比较。

评价对象的数目必须大于1,被评价的事物应为同类事物,但至少在某一方面不同,存在差异。

明确评价对象后,要进一步明确为什么要进行综合评价,评价事物的哪一方面,评价的精确度要求如何,等等。

（二）建立评价指标体系

选取评价指标(evaluation indicator)、建立评价指标体系是整个综合评价工作的关键步骤,具体包括如下几个部分。

（1）选择评价指标。根据评价目的,结合评价对象的主要属性,将评价对象的评价总目标进一步分解成不同的分目标,再根据有关的专业理论知识和实践,分析各个评价指标对结果的影响,选择能反映评价对象本质的指标。

（2）确定各单个指标的评价等级及界限,注意结合专业知识考查其合理性。

（3）预处理评价指标值,即进行指标一致化和无量纲化处理等。

（三）估计指标权重

根据评价目的,确定各评价指标在某个评价活动中的相对重要程度,即各指标的权重。

（四）选择综合评价模型

根据评价目的、资料的数据特性,结合各种评价方法的特点选择恰当的综合评价方法。在充分考虑历史资料的基础上,建立综合评价模型,计算综合评价值,得出综合评价结果。

（五）完善综合评价模型

在同类事物的综合评价实践活动中,对综合评价模型进行考评,不断地补充、修正、完善该模型,使之具有一定的实用性、科学性与先进性,然后推广应用。

第二节 评价指标的选择

一、评价指标的筛选

对某事物进行评价时,要综合考量多个影响因素。这些因素有些是独立的,有些是相互关联的;有些对评价结果影响小,有些则影响大。因此,很有必要对影响因素进行研判,分清主次。在选取评价指标时,一般遵循以下几个原则:

（一）简约性

评价指标应涵盖评价目的的各方面,要能反映评价对象的全部信息。指标要尽可能精简,这样可以减少评价的难度,使其更易于开展。

（二）独立性

评价指标应内涵清晰、相对独立,同一层次的指标应尽量不相互重叠,相互之间不存在因果关系。指标体系要层次分明,简明扼要。

（三）代表性

评价指标应能反映评价对象的某种特性,应尽可能选择可以全面反映评价对象各个方面的指标。

（四）可比性

评价指标应具有明显的差异性。评价指标和评价标准要客观实际、便于比较。

（五）可行性

评价指标应符合客观实际,有稳定的数据来源,易于操作和观测。此外,评价指标应含义明确、数据规范、口径一致,收集要简便易行。

指标筛选的方法有很多,可以分为主观法和客观法。主观法也称经验确定法,该方法是根据评价目的和评价对象的特点,利用相关领域专家的经验和专业知识,来确定评价指标的方法。客观法指的是用数学方法等客观的方法在备选的指标集合中,根据指标的相似性判断和关联性对数据进行分析后筛选合适的评价指标。

二、评价指标的预处理

由于多数评价指标具有不同的价值取向和不同的度量单位及量级,指标之间不具备可比性和可加性,因此须进行指标的一致化和无量纲化(又称标准化)处理。多数情况下,指标的一致化与无量纲化处理是同时进行的。

（一）评价指标的一致化

使所有的指标都从同一角度说明总体。一般情况下通过指标的一致化处理,使指标变为高优指标,即指标值越大越优。指标的一致化处理方法的选择与指标的类型有关。

1. 定性指标

一般通过专家评价的方式获得评分值,分值越高越好。或者根据实际问题,构造模糊隶属函数进行定性指标的量化,需要注意的是,要使得到的模糊隶属函数值越大越好。

2. 定量指标

分为判断型指标和数值型指标。判断型指标只能通过分析指标合格与否做出基本判断,判断型指标值为合格或不合格,合格为满分,不合格则为最低分。数值型指标分为:

（1）极大型指标,即期望取值越大越好,也称高优指标。

（2）极小型指标,即期望取值越小越好,也称低优指标。一般情况下,将此逆指标转换为正指标,如实际指标值大于 0 时,用倒数法,即用实际值的倒数来分析。

（3）中间型指标,即期望取值为适当的中间值最好,也称适度指标。通常可将实际指标值 X 按式(5-1)变换:

$$X' = \begin{cases} \dfrac{2(X-m)}{M-m}, & m \leqslant X \leqslant \dfrac{1}{2}(m+M) \\ \dfrac{2(M-X)}{M-m}, & \dfrac{1}{2}(m+M) \leqslant X \leqslant M \end{cases} \quad (5-1)$$

其中,M 和 m 为可能取值的最大值和最小值。

（4）区间型指标,即期望取值落在某个确定的区间内为最好。对实际指标值 X 常按式(5-2)变换:

$$X' = \begin{cases} 1 - \dfrac{a-X}{c}, & X < a \\ 1, & a \leqslant X \leqslant b \\ 1 - \dfrac{X-b}{c}, & X > b \end{cases} \quad (5-2)$$

其中，$[a,b]$ 为最佳区间，$c=\max\{a-m,M-b\}$，M 和 m 为可能取值的最大值和最小值。

（二）指标的无量纲化处理

消除指标之间因采用不同计量单位而对指标数值大小的影响，即把不同计量单位的指标值，转化成可以直接相加的同量纲数值。无量纲化处理不仅适合于平均数、绝对数，亦适合于相对数。如评价某地区多个卫生防疫机构的计划免疫部门工作，需对卡介苗接种率、脊灰疫苗接种率等多个指标值进行无量纲化处理。目前，指标的无量纲化处理方法较多。在实际运用中，应该基于综合评价的目的和数据的特征等来选择方法。从几个方法的角度可以将其归纳为直线型无量纲化方法、折线型无量纲化方法和曲线型无量纲化方法。其中直线型无量纲化方法最为常见，本书仅介绍该类方法，其余两种方法读者可以参考相关文献。

直线型无量纲化方法的特点是简单直观。该类方法假定评价值与实际值呈线性关系，即指标值在不同区间内变化对被评价事物的综合水平影响是一样的。

1. 阈值法

设有 n 个被评价对象 $A_i(i=1,2,\cdots,n)$，p 个评价指标 $f_j(j=1,2,\cdots,p)$，$X_{ij}(i=1,2,\cdots,n;j=1,2,\cdots,p)$ 表示第 i 个被评价对象的第 j 个评价指标的实际值，经无量纲化处理后的指标值为 X'_{ij}。

按公式（5-3）转化后得到无量纲化处理后的指标值为 X'_{ij}。

$$X'_{ij}=\frac{x_{ij}-\max\limits_{1\leqslant i\leqslant n}\{x_i\}}{\max\limits_{1\leqslant i\leqslant n}\{x_i\}-\min\limits_{1\leqslant i\leqslant n}\{x_i\}} \qquad (5-3)$$

该方法可以将无量纲化后的指标值控制在区间 $[0,1]$ 之内。

也可以按公式（5-4）转化后得到无量纲化处理后的指标值为 X'_{ij}。

$$X'_{ij}=\frac{x_{ij}}{\max\limits_{1\leqslant i\leqslant n}\{x_i\}} \qquad (5-4)$$

该方法可以将无量纲化后的指标值控制在区间 $\left[\dfrac{\min\limits_{1\leqslant i\leqslant n}\{x_i\}}{\max\limits_{1\leqslant i\leqslant n}\{x_i\}},1\right]$ 之内。

2. 标准化法

按公式（5-5），可以将实际值转化为均数为 0，标准差为 1 的标准正态分布指标。

$$X'_{ij}=\frac{X_{ij}-\bar{X}_j}{S_j} \qquad (5-5)$$

其中，$\bar{X}_j = \dfrac{1}{n}\sum_{i=1}^{n} X_{ij}$，$S_j = \sqrt{\dfrac{\sum_{i=1}^{n}(X_{ij}-\bar{X}_j)^2}{n-1}}$。

该方法的特点是，不论原始的实际指标值如何，转换后评价值分布总是在 0 的两侧。实际值大于平均值的，其评价值为正；反之，为负。实际值距离平均值越远，其评价值距 0 也越远。该方法利用了原始数据的所有信息，但要求较多的样本量。

3. 比重法

比重法是将实际值转化为其在指标值综合中所占的比重，主要公式有：

$$X'_{ij} = \frac{X_{ij}}{\sum_{i=1}^{n} X_{ij}} \tag{5-6}$$

$$X'_{ij} = \frac{X_{ij}}{\sqrt{\sum_{i=1}^{n} X_{ij}^2}} \tag{5-7}$$

公式(5-6)适用于指标值均为正数的情况，且指标值之和满足

$$\sum_{i=1}^{n} X_{ij} = 1 \tag{5-8}$$

公式(5-7)适用于指标有负值的情况，一般情况下，指标评价值不满足公式(5-8)，而满足

$$\sum_{i=1}^{n} X_{ij}^2 = 1 \tag{5-9}$$

第三节　评价指标的权重估计

用若干个指标进行综合评价时，其对评价对象的作用，从评价目标来看，并不是同等重要的。例如，要比较不同地区居民卫生资源消耗情况，各种代表性卫生服务产品的价格是常常选择的指标。对一般居民而言，门、急诊和住院的医疗服务的价格就很重要，卫生消费在这一部分中所占的比例较大；而对疾病预防、美容等方面的开支就相对少，这一类卫生服务产品的价格的作用就不大。所以在选定具有代表性的卫生服务产品后，常常对不同产品的价格赋予不同的权重，然后来进行综合，权重的数值大就认为重要，数值小就认为不重要。

从权重的属性来看,可以分为以下几类:

一是从信息量的多少来考虑,有关的信息多,权重就大,有关的信息少,就将权重的数值取得小。

二是从指标的区分对象的能力来考虑。所谓综合评价,就是将评价对象给以区别,并排出先后的次序,所以一个指标从区别这些对象的性质来看,能力强的就应重视,能力弱的,就不应重视,这种权重又称为敏感性权重。

当然,也可从其他角度考虑,例如指标数值的质量如何,也就是数据的可信度差异,质量好的权重应该大一些,质量差的权重就小一些。又如从统计学的观点看,相关性大的指标反映的实质上是同一个内容,不相关的指标才真正反映了不同的内容,所以在赋予权重时可以将复相关系数的倒数作为权重。总之,指标的权重就是体现在综合评价时,对该指标的重视程度。

目前用于确定指标权重的方法很多,归纳起来,有主观定权法和客观定权法两类。前者主要由相关专家或评价者对评价指标的重视程度来确定,包括专家评分法、成对比较法、Saaty权重法等;后者主要包括模糊定权法、秩和比法、熵权法、相关系数法等。但不论哪一种方法所定权重分配有相对合理的一面,又有局限的一面,这表现为:定权带有一定的主观性,而且用不同方法确定的权重分配,可能不尽一致,这将导致权重分配的不确定性,最终可能导致评价结果的不确定性。因而在实际工作中,不论用哪种方法确定权重分配,都应当依赖于较为合理的专业解释。以下介绍几种较为常用而简便的定权方法。

一、主观方法

主观方法主要指专家评分法,专家评分法是一类基于专家知识、经验、信息和价值观等,直接、主观地对各项指标赋予权重的方法,如德尔菲法等。

（一）德尔菲法

1. 评分方式

德尔菲法又称专家咨询法,该方法可以集中专家的经验与意见,确定各指标的权重,并在不断反馈和修改中得到比较满意的结果。其核心是通过匿名方式对专家的意见进行几轮咨询征求,评价小组对每一轮的意见进行汇总、整理,分析结果作为参考依据再次寄发给每位专家,供专家分析判断,专家再提出新的意见。如此经过多次反复,专家意见逐步趋于统一,得到一致的结论。

2. 评价指标权重的确定

首先由参加评估的专家给各项评价指标的相对重要性打分,通常采用100分制或 10 分制评分法,然后计算每一评价指标的平均分数,如果不考虑专家的权威程度,则根据各评价指标的平均分数便可确定各指标的权重;如果考虑专家的权威程度,则应计算每一指标的加权平均分数,作为各指标的权重。

例 5 - 1 某研究者欲评价某市综合性医院工作效率,选定 5 名专家对医院工作效率相关的 6 个指标权重进行打分,得分见表 5 - 1。

表 5 - 1　医院工作效率指标权重专家评分表

评 价 指 标	专家 1	专家 2	专家 3	专家 4	专家 5	平均分
实有病床数	10	20	10	30	10	16
病床周转率	70	60	70	70	50	64
病床使用率	90	90	100	80	100	92
平均病床工作日	50	50	50	40	50	48
平均开放病床数	30	40	30	20	20	28
出院者平均住院日	50	40	40	50	50	46

根据 5 位专家对 6 个指标打分,计算每个指标打分的平均分,则各指标权重比例为 16：64：92：48：28：46。经归一化处理后,权重分配为：0.05：0.22：0.31：0.16：0.10：0.16。

（二）Saaty's 权重法

Saaty's 权重法是在层次分析法中提出的权重计算方法,详见本章第四节。

需要说明的是,当评价指标可分层时,即某项或某几项评价指标可再分为次级评价指标时,则次级评价指标的权重既应考虑其本身在所有次级评价指标中的权重分配,又要考虑其高层评价指标在所有评价指标中的权重分配,即所谓组合权重（combined weight）。

例如,一个一级指标的权重为 0.3,一级指标中的一个二级指标在该一级指标中权重为 0.4,则该二级指标在总评价指标中权重为 $0.3 \times 0.4 = 0.12$。

二、客观方法

（一）主成分分析法

主成分分析法是把多个指标转化为少数几个指标的一种多元统计分析方法,即把原来多个指标转化为一个或几个综合指标,并且这些少量的指标能够包含原来多个指标的绝大部分信息,其目的是在于简化统计数据并揭示变量间的关系。

利用主成分分析确定权重主要有以下几个步骤：

（1）对评价指标进行预处理，包括一致化和无量纲化处理；

（2）构建指标的相关系数矩阵，判断指标是否可以降维；

（3）进行主成分分析，确定主成分个数；

（4）根据主成分方差贡献率计算各指标权重。

（二）变异系数法

变异系数法是根据每个指标观测值的变异程度大小来对其进行赋权。

变异系数的计算公式为：

$$CV_j = \frac{S_j}{\bar{X}_j} \tag{5-10}$$

其中，S_j 为第 j 个指标的标准差，$\bar{X}_j$ 为第 j 个指标的均数。

然后对各指标的变异系数进行归一化处理，得到各指标的权重，

$$w_j = \frac{CV_j}{\sum_{j=1}^{p} CV_j} \tag{5-11}$$

变异系数赋权法在一定程度上克服了主观赋权法带有较强主观性的不足，提高了评价结果的客观性和可靠性。

（三）熵权法

熵是一个系统的状态函数，是系统无序度的一种度量工具。某一指标差异越大，其熵值越小，对应的权重就越大。

首先对评价指标进行归一化处理，得到归一化后的评价指标 a_{ij}。

第 j 个指标的熵值为

$$H_j = -\frac{1}{\ln n} \sum_{i=1}^{n} a_{ij} \ln a_{ij} \tag{5-12}$$

然后将上值转化为权重

$$w_j = \frac{1 - H_j}{p - \sum_{j=1}^{p} H_j} \tag{5-13}$$

熵权法和变异系数法的基本思想比较类似，都是以原始数据的变异大小作为权重确定的依据，因此数据的独立性和评价者的偏好不能反映在权重中。

第四节　常用综合评价方法

一、综合评分法

综合评分法(synthetical scored method)是一种根据评价的目的和评价对象的特征,选定评价指标,设计指标权重,确定评分等级及标准得分,采用累积总分对评价对象进行综合评价的方法。

（一）基本原理与步骤

1. 评价指标标准分值的确定方法

（1）专家评分法：由专家或专家组根据掌握的有关专业知识和实际经验,确定评价指标等级及标准分值,多用于定性指标。

（2）离差法：适用于服从正态分布的定量指标。采用均数加减标准差划分指标等级并赋以分值,按其优劣赋以高低不等的分值。

（3）百分位数法：适用于分布不明或偏态分布的定量指标。采用特定的百分位数划分指标等级并赋以分值,按其优劣赋以高低不等的分值。

2. 综合评价总分计算

各指标的得分为标准得分与权重的乘积,总分的累计方法有累加法、连乘法和加乘法。累加法较为简单,但灵敏度较低;连乘法可使各评价对象总分的差距加大,灵敏度较高;加乘法可以按评价指标的内在联系分为若干小组,采用组内指标得分加权求和后再连乘积作为总分。

（二）应用举例

例 5-2　某医院拟采用综合评分法对全院 5 个科室护理人员进行护理绩效考评,评价结果见表 5-2。

表 5-2　某医院 5 个科室护理人员绩效考评综合评价综合评分法结果

指　标	A科	B科	C科	D科	E科
基本能级	89	77	80	89	90
专业能力	78	92	90	81	81

续　表

指　标	A科	B科	C科	D科	E科
工作岗位	87	88	88	95	85
总　分	254	257	258	265	256
排　名	5	3	2	1	4

* 采用累加法计算综合评价总分,并对科室进行排名。

二、综合指数法

将研究事物的性质不同、计量单位各异的指标值综合成一个无计量单位,反映其相对平均变化水平的综合指标,称为综合指数(synthetic index)。利用综合指数的计算方式,对研究事物进行综合评价的方法称为综合指数法。

(一)基本原理与步骤

(1)指标标准化:本例中高优指标标准化通过用该指标除以标准值,低优指标标准化通过标准值除以该指标。

(2)指标分类:根据功能将指标分为若干类。

(3)计算综合指数:按同类指标指数相乘,异类指标指数相加的方法计算综合指数。

(二)应用举例

例 5-3　某医院管理人员欲对医院 2018～2020 年医疗管理水平进行综合评价,2018～2020 年医院主要工作指标见表 5-3。

表 5-3　2018～2020 年医院主要工作指标

指 标 名 称	2018 年	2019 年	2020 年
出入院诊断符合率% X_1	91.0	99.0	98.1
手术前后诊断符合率% X_2	99.6	99.8	99.9
危重病人抢救成功率% X_3	74.1	68.9	75.1
住院病人治愈好转率% X_4	92.2	92.3	93.9
门、急诊人次(人) X_5	993 112	1 132 485	1 165 291

续　表

指 标 名 称	2018 年	2019 年	2020 年
病床使用率% X_6	94.78	92.90	93.90
病床周转率(人次) X_7	21.58	20.50	22.10
年平均开放床位数 X_8	803	969	986
年平均职工人数 X_9	1 952	1 929	1 908

以上指标可以分成两类：工作质量指数 I_1、工作效率指数 I_2。最终评价的综合指数 $I = I_1 \times I_2$。

其中，$I_1 = X_1 \times X_2 \times X_3 \times X_4$，$I_2 = \dfrac{X_5 \times X_6 \times X_7}{X_8 \times X_9}$。

根据指数计算公式得到评价结果见表 5-4。

表 5-4　2018～2020 年医院医疗管理水平指数

指　　　数	2018 年	2019 年	2020 年
工作质量指数 I_1	0.619	0.628	0.691
工作效率指数 I_2	12.959	11.538	12.854
综合指数 I	8.022	7.246	8.882
排　　　名	2	3	1

三、层次分析法

层次分析法(analytic hierarchy process，AHP)是美国著名的运筹学家 T. L. Saaty 在 20 世纪 70 年代提出的一种定性与定量分析相结合的、系统化的、层次化的分析方法,这种方法可以很好地将决策者的经验进行量化。

（一）基本原理与步骤

1. 建立判断矩阵

根据决策判定量化原则,采用 Saaty 标度对重要性程度赋值,表 5-5 中列出了 1～9 的 Saaty 标度的含义。

表 5-5 Saaty 标度的含义

标度 a_{ij}	含　义
1	i, j 两元素同样重要
3	i 元素比 j 元素稍重要
5	i 元素比 j 元素明显重要
7	i 元素比 j 元素强烈重要
9	i 元素比 j 元素极端重要
2, 4, 6, 8	表示上述相邻判断的中间值
1/3	i 元素比 j 元素稍不重要
1/5	i 元素比 j 元素明显不重要
1/7	i 元素比 j 元素强烈不重要
1/9	i 元素比 j 元素极端不重要
1/2, 1/4, 1/6, 1/8	表示上述相邻判断的中间值

对于某一准则，n 个元素之间相对重要性的比较得到一个两两比较判断矩阵。

2. 层次排序及权重计算

排序是指每一个判断矩阵各元素针对上层元素的相对权重。计算权重有和法、根法、幂法等，这里简要介绍根法。

（1）计算判断矩阵每一行初始权重系数 W_i'：

$$W_i' = \left(\prod_{j=1}^{n} a_{ij} \right)^{1/n} \tag{5-14}$$

式中，a_{ij} 为 Saaty 标度。

（2）计算归一化权重系数 W_i：

$$W_i = \frac{W_i'}{\sum_{i=1}^{n} W_i'} \tag{5-15}$$

（3）求最大特征根 $\lambda_{\max}$：

$$\lambda_{\max} = \sum_{i=1}^{n} \left(\frac{\sum_{j=1}^{n} a_{ij} W_j}{n W_i} \right) \tag{5-16}$$

（4）一致性检验

① 计算一致性指数（consistency index，CI），即

$$CI = \frac{\lambda_{max} - n}{n - 1} \qquad (5-17)$$

② 计算一致性比率（consistency ratio，CR），即

$$CR = \frac{CI}{RI} \qquad (5-18)$$

当 CR＜0.1 时，认为判断矩阵的一致性是可以接受的；当 CR≥0.1 时，则应该对判断矩阵做适当修正。

RI 为对于不同阶数的判断矩阵的随机一致性指标，Saaty 教授曾计算，见表 5-6。

表 5-6 不同阶数的随机一致性指标 RI

阶数	1	2	3	4	5	6	7	8	9	10	11	12
RI	0.00	0.00	0.58	0.90	1.12	1.24	1.32	1.41	1.45	1.49	1.52	1.54

3. 综合评价

将各元素在各层的权重系数连乘后相加，即得到总目标的综合评价得分。

（二）应用举例

例 5-4 某医院对其五个内科科室的绩效利用层次分析法进行综合评价，其综合评价指标结构如表 5-7 所示。

表 5-7 医院绩效综合评价指标结构

综 合 指 标	一 级 指 标	二 级 指 标
工作绩效	医疗质量	门诊与出院诊断符合率 X_1
		治愈好转率 X_2
		入院三日确诊率 X_3
	服务满意度	门急诊就诊满意率 X_4
		住院满意率 X_5
	工作量	门诊就诊量 X_6
		住院人数 X_7

根据绩效综合评价指标结构逐层进行对比打分,评分标准按同等重要为 1 分,较为重要为 2 分,重要为 3 分,较不重要为 1/2 分,不重要为 1/3 分。一级指标判断矩阵如表 5-8 所示:

表 5-8 一级指标判断矩阵

	医疗质量	服务满意度	工 作 量
医疗质量	1	2	3
服务满意度	1/2	1	2
工作量	1/3	1/2	1

通过判断矩阵,计算第一层目标初始权重系数 W_i'、归一化权重系数 W_i、最大特征根 λ_{max}、一致性指数 CI 和一致性比率 CR,结果见表 5-9:

表 5-9 一级指标权重

指 标	权 重	归一化权重	最大特征根	一致性指数	一致性比率
医疗质量	1.187	0.540	3.009 2	0.004 6	0.008 8
服务满意度	1.000	0.297			
工作量	0.550	0.163			

医疗质量指标判断矩阵见表 5-10。

表 5-10 医疗质量指标判断矩阵

	诊断符合率	治愈好转率	三日确诊率
诊断符合率	1	1/3	1/2
治愈好转率	3	1	3/2
三日确诊率	2	2/3	1

通过判断矩阵,计算医疗质量的第二层目标初始权重系数 W_i'、归一化权重系数 W_i、最大特征根 λ_{max}、一致性指数 CI 和一致性比率 CR,结果见表 5-11:

表 5-11　医疗质量的二级指标权重

指　标	权　重	归一化权重	最大特征根	一致性指数	一致性比率
诊断符合率	0.550	0.167	3.000	0	0
治愈好转率	1.651	0.500			
三日确诊率	1.101	0.333			

同理计算剩余两个二级指标权重。然后将一级指标权重和二级指标权重相乘得到最终的指标权重,见表 5-12:

表 5-12　综合评价指标权重

一级指标	一级指标权重	二　级　指　标	二级指标权重	合并归一化权重
	0.540	门诊与出院诊断符合率 X_1	0.167	0.090
医疗质量	0.540	治愈好转率 X_2	0.500	0.270
	0.540	入院三日确诊率 X_3	0.333	0.180
服务满意度	0.297	门急诊就诊满意率 X_4	0.333	0.099
	0.297	住院满意率 X_5	0.667	0.198
工作量	0.163	门诊就诊量 X_6	0.333	0.054
	0.163	住院人数 X_7	0.667	0.109

最后将五个科室标准化指标值与权重相乘求和得到各科室综合指数,见表 5-13:

表 5-13　各科室工作绩效综合指数

指　标	权重	A科	B科	C科	D科	E科
门诊与出院诊断符合率	0.090	99.17	96.45	99.08	100.00	99.35
治愈好转率	0.270	99.24	96.89	94.29	98.02	99.91
入院三日确诊率	0.180	99.45	97.19	96.18	98.61	99.32
门急诊就诊满意率	0.099	99.6	99.3	99.4	99.6	99.5
住院满意率	0.198	86.36	89.69	92.35	96.32	95.21

续　表

指　　　标	权重	A科	B科	C科	D科	E科
门诊就诊量	0.054	655	2105	1215	130	1635
住院人数	0.109	255	1225	400	100	395
综合指数		143.7	327.1	189.0	100.1	213.8
排　　　名		4	1	3	5	2

四、TOPSIS 法

TOPSIS(technique for order preference by similarity to an ideal solution)法又称优劣解距离法,是有限方案多目标决策分析中的一种常用方法,该方法对样本资料没有特定要求,因此在医院绩效评价、卫生决策、卫生事业管理等多个领域有广泛应用。

TOPSIS法的基本原理是在基于归一化后的原始矩阵中,找出有限方案中的最优方案和最劣方案,然后分别计算出评价对象与最优方案和最劣方案之间的距离,获得该评价对象与最优方案的相对接近程度,以此作为评价优劣的依据。

（一）基本原理与步骤

1. 建立矩阵

本法设有 n 个评价对象,m 个评价指标,建立原始数据矩阵:n 行 m 列。

2. 指标一致化

TOPSIS法要求所有评价指标的方向属性是一致的,即指标趋同性。指标一致化的常用方法是把低优指标 X_{ij} 用倒数法 $\dfrac{1}{X_{ij}}$ 转换为高优指标。

3. 原始数据归一化

当 X_{ij} 为高优指标时:

$$a_{ij} = \frac{X_{ij}}{\sqrt{\sum\limits_{i=1}^{n} X_{ij}^2}} \tag{5-19}$$

其中,a_{ij} 为第 i 个评价对象的第 j 个评价指标的一致化后的值。

当 X_{ij} 为低优指标时:

$$a_{ij} = \frac{1/X_{ij}}{\sqrt{\sum\limits_{i=1}^{n} (1/X_{ij})^2}} \tag{5-20}$$

4. 确定最优方案和最劣方案

$$最优向量：a^+=(a_{i1}^+, a_{i2}^+, \cdots, a_{im}^+)$$

$$最劣向量：a^-=(a_{i1}^-, a_{i2}^-, \cdots, a_{im}^-)$$

根据归一化处理后的数据得到最优向量和最劣向量，最优向量 a^+ 表示评价对象在第 j 个指标的最大值，最劣向量 a^- 则表示评价对象在第 j 个指标的最小值。式中，$i=1, 2, \cdots, n$；$j=1, 2, \cdots, m$。

5. 第 i 个评价对象与最优方案和最劣方案的距离 D_i^+ 和 D_i^-

$$D_i^+ = \sqrt{\sum_{j=1}^m (a_{ij}^+ - a_{ij})^2} \tag{5-21}$$

$$D_i^- = \sqrt{\sum_{j=1}^m (a_{ij}^- - a_{ij})^2} \tag{5-22}$$

6. 第 i 个评价对象与最优方案的接近程度 C_i

$$C_i = \frac{D_i^-}{D_i^+ + D_i^-} \tag{5-23}$$

其中，$i=1, 2, \cdots, n$。

C_i 值越接近 1，表明评价对象越接近最优方案（或理想状态），可按 C_i 值大小对 n 个评价对象的评价结果排序。

（二）应用举例

例 5-5　为评价我国华东地区护理人力资源配置，选择某年度反映护理人力资源配置的 4 个指标：每千人口注册护士数、医护比、床护比、护士占卫生技术人员比例，资料见表 5-14。

表 5-14　某年我国华东地区反映护理人力资源配置情况

地　区	每千人口注册护士数	医护比	床护比	护士占卫生技术人员比例
上海	3.5	1.236	0.624	0.449
江苏	3.0	1.091	0.505	0.433
浙江	3.3	1.050	0.599	0.408
安徽	2.2	1.143	0.452	0.441

地 区	每千人口 注册护士数	医护比	床护比	护士占卫生 技术人员比例
福建	2.6	1.205	0.555	0.437
江西	2.3	1.245	0.445	0.442
山东	2.9	1.110	0.502	0.426

本例中所采用的指标均为高优指标,通过对原始指标归一化处理得到最优向量和最劣向量。

$$a^+=(0.461\,8,\ 0.406\,9,\ 0.335\,1,\ 0.391\,1);$$

$$a^-=(0.290\,3,\ 0.343\,2,\ 0.317\,4,\ 0.355\,4)。$$

评价的最优方案和最劣方案的距离 D_i^+ 和 D_i^- 以及评价对象与最优方案的接近程度 C_i 见表 5-15。

表 5-15 各地区护理人力资源配置水平综合评价及排序

地 区	D_i^+	D_i^-	C_i	排 名
上海	0.002 9	0.225 2	0.987 1	1
江苏	0.119 5	0.116 7	0.494 1	3
浙江	0.079 7	0.182 0	0.695 5	2
安徽	0.213 6	0.042 1	0.164 7	7
福建	0.129 6	0.110 2	0.459 5	4
江西	0.203 5	0.071 5	0.260 0	6
山东	0.127 2	0.104 0	0.449 7	5

五、秩和比法

秩和比法(rank sum ratio,RSR)是一种结合参数统计与非参数统计,描述与推断互补的统计方法。该法广泛应用于医学领域的多指标综合评价、统计预测预报、统计质量控制等方面。

(一)基本原理与步骤

1. 列原始数据表

将 n 个评价对象和 m 个评价指标列成 n 行 m 列的原始数据表。

2. 编秩

高优指标从小到大编秩,低优指标从大到小编秩,同一指标数值相同者编以平均秩。

3. 计算加权秩和比

计算公式为

$$\text{RSR}_i = \frac{1}{m \times n} \sum_{j=1}^{m} r_{ij} \tag{5-24}$$

式中,n 为评价单位数,r_{ij} 表示第 i 行第 j 列元素的秩。根据秩和比的大小对评价对象进行排序。

(二)应用举例

例 5-6 对某医院某年 5 个科室病床利用效率使用秩和比法进行综合评价。评价指标包括:危重病人数(X_1)、病床周转次数(X_2)、平均病床工作日(X_3)、病床使用率(X_4)、平均住院日(X_5)。

其中,X_1、X_2、X_3 和 X_4 为高优指标,X_5 为低优指标。综合评价结果见表 5-16。

表 5-16 某医院某年 5 个科室病床利用效率秩和比综合评价结果

指 标	甲	乙	丙	丁	戊
X_1(人)	1 150(1)	1 496(2)	1 976(3)	2 094(4)	2 284(5)
X_2(次)	30.66(1)	38.93(2)	64.5(5)	44.36(4)	43.92(3)
X_3(日)	359.94(1)	409.57(3)	423.26(5)	421.77(4)	373.07(2)
X_4(%)	98.61(1)	112.21(3)	115.96(5)	115.55(4)	102.21(2)
X_5(日)	12.13(1)	11.02(2)	6.89(5)	9.85(3)	9.22(4)
秩和比	0.2	0.48	0.92	0.76	0.64
排 序	5	4	1	2	3

注:括号内数字为秩次

练 习 题

1. 综合评价的主要步骤有哪些?

2. 综合评价确定指标权重有哪些方法?

3. 层析分析法中一致性比率有什么意义?

(郭轶斌 陈 琪)

第六章　统计预测方法

本章所指的统计预测方法主要是指卫生管理领域的预测方法,包括时间序列预测模型、均值生成函数预测模型和灰色GM(1,1)预测模型的基本内容及其应用。通过本章的学习,熟悉时间序列预测模型、均值生成函数预测模型和灰色GM(1,1)预测模型的主要内容和预测方法;初步了解传染病动力学SIR模型、系统动力学、神经网络预测等其他预测方法。通过案例分析,能够运用适当的数学模型对卫生管理领域的相关问题开展预测研究。

第一节　统计预测概述

一、统计预测的概念

统计预测(statistical forecasting)是指根据事物发展的规律,运用科学的统计方法对事物的发展进行定量推测,是一种包含数学计算和直觉推断的综合预测。把统计预测研究方法运用于卫生事业管理领域的预测分析研究,即称为卫生管理统计预测,军队卫生管理同样具有管理学的一般特征和属性,统计预测同样适用于军队卫生事业管理。20世纪90年代以来,伴随学科发展的进步和交叉学科的不断融合,各种各样的统计预测研究方法已经在卫生事业管理领域广泛运用,如Logistic医院感染风险预测模型、马尔可夫(Markov)卫生费用预测模型、基于系统动力学的伤员预测模型、灰色GM(1,1)的卫生人力和门急诊预测模型、随机森林医疗费用预测模型等。预测工作是卫生管理工作的重要一环,它不仅可以通过预测事物发展的趋势从而帮助管理者制定科学的决策,而且也可以在实践中不断丰富和完善统计理论,推动统计学科的发展。

二、统计预测分类

预测的研究方法有很多种,不同的方法有着不一样的应用条件和预测范围。因此,在进行预测研究的时候,除了需要具备比较精确的数据之外,还要求研究人

员熟练掌握不同预测方法的适用条件和适用范围,以便选择最适宜的预测方法。几种常见的统计预测分类如下:

1. 按时期分类

按照预测的结果需求,常将其分为近期预测、短期预测、中期预测和长期预测。一般而言,将近期预测定义为 1 个月以内的预测,短期预测是指 1～3 个月内的预测,中期预测是指不超过 2 年内的预测,长期预测指超过 2 年及以上的预测。预测的时期越长,预测误差将会越大。

2. 按预测性质分类

按照研究方法的性质,分为定性预测和定量预测。定性预测是指预测者依靠具有丰富的经验、熟悉业务知识、综合分析能力较强的业务骨干或者专家,根据已经掌握的历史资料和相关材料,依托个人的经验和分析能力判断事物的演变趋势,是一种依靠逻辑思维和逻辑推理能力进行预测的方法,主要的方法有德尔菲法、头脑风暴法、主观概率法等。定量预测是指运用数学或者统计学方法挖掘数据的变化规律,以此建立符合事物发展的预测模型。定量预测模型也是比较常用的预测模型,如本章节将要介绍的时间序列预测模型、均值生成函数预测模型、灰色GM(1，1)预测模型等,随着信息技术发展带来的医疗大数据,大数据相关的机器学习方法,如随机森林预测模型、神经网络预测模型、决策树预测模型等,也逐渐在卫生管理预测领域得到广泛运用。

3. 按预测时态分类

按照时态可分为静态预测和动态预测。静态预测是指在一定时间上对事物的因果关系的预测;动态预测是指对事物未来发展的预测,如对某区域卫生人力资源的预测、医院收入的预测等。

4. 按重复性分类

按照预测是否可重复分为一次性预测和反复预测。在根据某种预测模型进行外推时,有些模型可以一次性计算出研究所需要的各个时期的预测结果,称为一次性预测;有些模型每次只能前测一期数据,称为反复预测。

各种预测方法的特点及适用情况见表 6-1:

表 6-1　各种预测方法的特点及其适用情况

方　　法	适　用　情　况	时 间 范 围
定性预测	对历史统计资料或趋势转折的时间进行预测	各个时期
ARMA 预测法	不带季节变动的反复预测	近、短期预测

续　表

方　　法	适　用　情　况	时　间　范　围
移动平均法	具有季节变动的反复预测	近、短期预测
指数平滑法	具有季节变动的反复预测	近、短期预测
随机森林预测	适用于分析处理大量数据以进行预测	近、短期预测
一元线性回归方法	自变量与应变量间存在线性关系	近、短、中期预测
多元回归方法	应变量与两个或两个以上自变量间存在线性关系	近、短、中期预测
非线性方法	应变量与一个或多个自变量间存在非线性关系	近、短、中期预测
灰色 GM(1，1)模型	具有齐次指数或者近似齐次指数变动的预测	近、短、长期预测
景气预测法	适用于时间序列的延续及转折预测	近、短、中期预测
状态空间模型	适用于各类时间序列的预测	近、短、中期预测
趋势外推法	自变量用时间表示,用非线性回归	中、长期预测

三、统计预测的一般步骤

1. 确定预测目标

根据拟解决问题的期望目的确定合理的预测目标,明确预测目标的性质,这是预测首先需要解决的问题。

2. 拟定预测计划

在明确的目标牵引下,制定合理的预测计划,确定研究的边界和范围。

3. 收集和整理数据

在收集数据的过程中要尽可能获得更多完整的、连续的、准确的原始资料,要对收集到的资料进行认真的审核和整理分析,对于不完整和不适用的资料要进行及时补充和充分筛选,确保收集的数据资料的完整性、准确性和真实性。

4. 选定预测方法

对收集到的数据资料进行整理和初步分析,通过散点图以及数据预处理(如归一化、标准化、对数转换)等相关分析研究方法,初步发现数据的分布规律,以确定研究适用的预测方法。

5. 建立预测模型

按照选定模型的构建原则和方法,建立拟研究的预测模型。

6. 计算预测误差,评价预测模型

将建立的预测模型应用于实际问题中,对于连续性资料,可以计算观测值与实际值之间的预测误差,以此反映模型的精确度。模型相对误差越大,说明建立的模型精确度越低、模型拟合效果越差、也越不合理,需要对模型进行适当地修改或者选择其他预测方法。对于二分类资料,可以采用 ROC 曲线下面积评价模型的效能。在卫生管理领域,连续性资料较为多见,如卫生费用、人力资源、物资消耗等,因此,在本章中主要介绍连续性资料的预测方法。

第二节　时间序列预测法

时间序列预测方法就是根据预测对象时间序列的变化特征,研究事物自身的发展规律并探讨其未来发展趋势。时间序列预测方法分为两大类:一类是确定型的时间序列模型方法,即用一个确定的时间函数 $y = f(t)$ 来拟合时间序列,包括指数平滑法、移动平均法、趋势预测法等;另一类是随机型的时间序列分析方法,即通过分析不同时刻变量的相关关系,揭示其相关结构,利用这种相关结构来对时间序列进行预测,主要采用 ARMA 模型预测法。

辨识合适的随机模型,进行曲线拟合,即用通用随机模型去拟合时间序列的观测数据。对于短的或简单的时间序列,可用趋势模型和季节模型加上误差来进行拟合;对于平稳时间序列,可用通用 ARMA 模型(自回归滑动平均模型)及其特殊情况的自回归模型、滑动平均模型或组合 ARMA 模型等来进行拟合。本节介绍的模型和方法采用 SPSS、SAS、STATA 等常用统计软件均可实现。

一、移动平均值预测法

移动平均法是全期平均法的一种改进。因为远离本期的历史数据对预测目标的影响很小,故不予考虑,将历史统计数据按固定跨越期进行平均,由远而近、逐项递移,从而形成一个新的时间序列。新数列在一定程度上消除了不规则因素引起的随机波动,使历史数据得到一些修匀,从而比原时间序列更容易看出数据的变化规律。

移动平均法按移动平均的次数分为一次移动平均和二次移动平均,以下内容主要介绍一次移动平均法的应用。一次移动平均法是对时间序列按一定的观察期连续计算平均数,取最后一个移动平均数作为下期预测值的方法,包括简单移动平均法和加权移动平均法。

(一)简单移动平均法

假设时间序列为 $X_1, X_2, \cdots, X_t$,简单移动平均法的计算公式为

$$\hat{X}_{t+1} = M_t = [X_t + X_{t-1} + \cdots + X_{t-(n-1)}]/n = \sum_{i=t-n+1}^{t} X_i/n \qquad (6-1)$$

式中，$\hat{X}_{t+1}$ 是第 $t+1$ 期的预测值，M_t 是第 t 期的移动平均值，X_i 是第 i 期的实际发生数，n 为移动跨越期的期数。

由公式（6-1）可见，当 t 向前移动一个时期，公式中就增加一个近期数据，去掉一个远期数据，由此逐期向前移动，由移动平均数可以构成一个新的数列。

简单移动平均预测法就是将第 t 期的移动平均数作为下一期的预测值。可以将移动平均看成一个宽度固定的窗口，每次计算该窗口内的平均值用以估计窗口之后下一个新的时间点的数值。实际预测中，跨越期数 n 越小，即窗口越窄，预测值对数据波动的反映越灵敏，有利于反映实际数据的波动情况，但其反映长期变动趋势的效果较差；n 越大，窗口越宽，预测值反映实际数据波动的灵敏度有所降低，但有利于避免偶然因素对预测结果的影响。因此，如果是为了反映长期变动趋势，跨越期可以选得适当长些；如果是为了灵敏地反映历史数据的变动趋势，跨越期可以选得适当短一些。选择较好的 n 值，可通过比较已知的实际值与计算所得的预测值之间的平均绝对误差（MAD）来确定，误差小者为好。一般 n 的取值范围为：$n \geqslant 3$，如以天为单位，可以选择 3 天移动均值或者 5 天移动均值等。

（二）加权移动平均法

加权移动平均法是对于距离预测期远近不同的观察值，分别给予不同的权重，再计算移动平均数，将第 t 期的加权移动平均数作为第 $t+1$ 期的预测值，其计算公式为

$$\hat{X}_{t+1} = M_t = \frac{\omega_t X_t + \omega_{t-1} X_{t-1} + \cdots + \omega_{t-n+1} X_{t-n+1}}{\omega_t + \omega_{t-1} + \cdots + \omega_{t-n+1}} = \frac{\sum\limits_{i=t-n+1}^{t} \omega_i X_i}{\sum\limits_{i=t-n+1}^{t} \omega_i} \qquad (6-2)$$

式中，$\hat{X}_{t+1}$ 是第 $t+1$ 期预测值，M_t 是第 t 期的加权移动平均数，X_i 是第 i 期的实际发生数，ω_i 为第 i 期数据对应的权重，n 为移动跨越期的期数。

选择权重 ω_i 的一般原则是：距离预测期较远的数据权重较小，反之则权重较大。至于大到什么样的程度，一般根据相关研究的经验确定。

当时间序列反映出近期变化对预测值有较大影响时，采用加权移动平均法可以较好地调节时间序列中各数据所起的作用，从而使预测值更贴近实际。但当时间序列呈现显著波动时，采用加权移动平均法所得的预测值将与实际值差异较大，这时加权移动平均法就不太适用了。

二、指数平滑预测法

指数平滑法是移动平均法的一种改进。其特点是既不舍弃远期数据,也更看重敏感的近期数据,它对各期数据赋予的权重,由近及远按指数规律递减,随着数据期的远离,权重逐渐收敛为零。指数平滑法给予了确定权重的基本规则,使其在调整权重、处理资料时更为方便,因而被广泛应用。

指数平滑法按时间序列资料被平滑的次数,可分为一次指数平滑法、二次指数平滑法和二次以上的多次指数平滑法。一次指数平滑法适用于水平型的时间序列,二次指数平滑法适用于斜坡型线性趋势时间序列的预测,二次以上的多次指数平滑法可以用于非线性时间序列的预测。

(一)一次指数平滑法

当时间序列无明显的趋势变化,可用一次指数平滑预测模型进行预测。一次指数平滑公式为:$S_t^{(1)} = \alpha X_t + (1-\alpha) S_{t-1}^{(1)}$,当时间序列呈现水平变化趋势,而无明显的上升或下降波动时,则可用当前期的一次指数平滑值作为下一期的预测值,因此,一次指数平滑预测模型为

$$\hat{X}_{t+1} = S_t^{(1)} = \alpha X_t + (1-\alpha)\hat{X}_t \qquad (6-3)$$

式中,$\hat{X}_{t+1}$ 是第 $t+1$ 期预测值;$S_t^{(1)}$ 为第 t 期的一次指数平滑值;X_t 表示 t 期的实际观测值;$\hat{X}_t$ 表示第 t 期的预测值,也就是第 $t-1$ 期的一次指数平滑值 $S_{t-1}^{(1)}$。

采用一次指数平滑法预测时有两个注意事项:平滑常数 α 的选择和初始值的确定。

(1)平滑常数 α 的选择。α 取值的大小直接影响着在新的预测值中,新数据(最新实际观测值)与原预测值各占的份额。α 值越大,则新数据所占的份额就越大,而原预测值所占的份额相应减少;α 值越小,则新数据所占的份额就越小,而原预测值所占的份额相应增大。因此,在短期预测时,如果希望能敏感地反映最新观察值的变化,则应选取较大的 α 值;如果希望能较好地排除季节波动对时间序列的干扰,用新的指数平滑的平均数来反映时间序列中所包含的长期趋势,则应选取较小的 α 值;α 的取值范围为 $0 \leqslant \alpha \leqslant 1$,但一般情况不会选择两个端点值,绝大部分研究的 α 取值范围是 $0 < \alpha < 1$。

(2)初始值的确定。一次指数平滑法除了选择合适的 α 值外,还要确定一次指数平滑法($t=0$)的初始值 $S_0^{(1)}$,也可以表达为 x_0。初始值的确定一般由预测者根据个人经验主观指定或简单估算而定。当时间序列的数据资料较多时,如 $n \geqslant$

10，这时初始值对以后预测值的影响甚小，可直接选用第 1 期的实际观察值作为初始值；反之，如果时间序列的数据资料较少，如 $n < 10$，则因初始值对以后预测值的影响较大，这时一般采用最初几期的实际值的算术平均数作为初始值。

（二）二次指数平滑法

二次指数平滑也称作双重指数平滑，它是对一次指数平滑值再进行一次平滑。一次指数平滑法是直接利用平滑值作为预测值的一种预测方法，二次指数平滑法则不同，是用平滑值对时序的线性趋势进行修正，建立线性平滑模型进行预测。通常所说的二次指数平滑法是指布朗（Brown）单一参数线性指数平滑法。它适用于具有线性变化趋势的时序进行短期预测。

当时序有趋势存在时，一次和二次指数平滑都落后于实际值。而布朗单一参数线性指数平滑比较好地解决了这一问题。其平滑公式为

$$S_t^{(1)} = \alpha Y_t + (1-\alpha)S_{t-1}^{(1)}$$

$$S_t^{(2)} = \alpha S_t^{(1)} + (1-\alpha)S_{t-1}^{(2)}$$

式中，$S_t^{(1)}$ 为一次指数平滑值；$S_t^{(2)}$ 为二次指数平滑值，Y_t 表示 t 期的实际观测值。

由两个平滑值可以计算线性平滑模型的两个参数

$$\alpha_t = S_t^{(1)} + (S_t^{(1)} - S_t^{(2)}) = 2S_t^{(1)} - S_t^{(2)}$$

$$\beta_t = \frac{\alpha}{1-\alpha}(S_t^{(1)} - S_t^{(2)})$$

得到线性平滑模型：

$$S_{t+m} = \alpha_t + \beta_t m \qquad (6\text{-}4)$$

α 和 β 表示二次指数平滑的两个平滑系数，m 表示预测的超前期数。式（6-4）就是布朗单一参数线性指数平滑的预测模型，通常称为线性平滑模型。

式中，当 $t = 1$ 时，$S_{t-1}^{(1)}$ 和 $S_{t-1}^{(2)}$ 是没有数值的，和一次指数平滑一样，需要事先给定，它们是二次指数平滑的平滑初始值，分别记作 $S_0^{(1)}$ 和 $S_0^{(2)}$。$S_0^{(1)}$ 可以与 $S_0^{(2)}$ 相同，也可以不同。通常取 $S_0^{(1)} = S_0^{(2)} = Y_1$ 或序列最初几期数据的平均值。

（三）三次指数平滑

三次指数平滑与二次指数平滑一样，不是以平滑值直接作为预测值，而是为建

立预测模型所用。三次指数平滑是对二次平滑值再进行一次平滑,并用以估计二次多项式参数的一种方法,所建立的预测模型为

$$S_{t+m} = \alpha_t + \beta_t + \frac{1}{2} c_t m^2 \qquad (6-5)$$

α 和 β 表示二次指数平滑的两个平滑系数,m 表示预测的超前期数。

这是一个非线性平滑模型,它类似于一个二次多项式,能表现时序的一种曲线变化趋势,故常用于非线性变化时序的短期预测。布朗三次指数平滑也称作布朗单一参数二次多项式指数平滑。式(6-5)中的参数分别由下式得到:

$$\alpha_t = 3S_t^{(1)} - 3S_t^{(2)} + S_t^{(3)}$$

$$\beta_t = \frac{\alpha}{2(1-\alpha)^2} \left[(6-5\alpha)S_t^{(1)} - (10-8\alpha)S_t^{(2)} + (4-3\alpha)S_t^{(3)} \right]$$

$$c_t = \frac{\alpha^2}{(1-\alpha)^2} (S_t^{(1)} - 2S_t^{(2)} + S_t^{(3)})$$

α、β 和 c 表示三次指数平滑的三个平滑系数,则各次指数平滑值分别为

$$S_t^{(1)} = \alpha Y_t + (1-\alpha)S_{t-1}^{(1)}$$

$$S_t^{(2)} = \alpha Y_t + (1-\alpha)S_{t-1}^{(2)}$$

$$S_t^{(3)} = \alpha Y_t + (1-\alpha)S_{t-1}^{(3)}$$

Y_t 表示 t 期的实际观测值。三次指数平滑比一次、二次指数平滑要复杂得多,但三者目的一样,即修正预测值,使其跟踪时序的变化,三次指数平滑则是跟踪时序的非线性变化趋势。

三、季节指数预测法

季节指数预测法是根据时间序列中的数据资料所呈现的季节变动规律性,对预测目标未来状况做出预测的方法。其基本思路是先分离出不含季节周期波动的长期趋势,再计算季节指数,最后建立预测模型。判断时间序列是否存在季节变动可使用散点图直观判断法、自相关系数判断法和方差分析法。

(一)简单季节预测法

如果一个时间序列具有水平趋势且受季节变动的影响,则可采用简单季节预测法。设时间序列为 $y_1, y_2, \cdots, y_n$,它是由 m 年的统计数据构成的(一般 $m \geqslant 3$),

季节长度为 L ,则 $n = mL$ 。 预测步骤为:

(1) 求 y_t 的均值,以作为趋势的估计值(当时间序列具有水平趋势时,可以用数据的均值 $\bar{y}$ 作为趋势的估计值)。即

$$\bar{y} = \frac{1}{n} \sum_{t=1}^{n} y_t$$

(2) 剔除趋势。用各期的观测值除以趋势值,得出季节指数和随机干扰的混合值:

$$\widetilde{S}_t = \frac{y_t}{\bar{y}} (t = 1, 2, \cdots, n)$$

(3) 估计季节指数。对同季节的 $\widetilde{S}_t$ 求平均值,以消除随机干扰,得到季节指数的估计值:

$$S_i = \frac{\widetilde{S}_i + \widetilde{S}_{i+L} + \widetilde{S}_{i+2L} + \cdots + \widetilde{S}_{i+(m-1)L}}{m} (i = 1, 2, \cdots, L)$$

(4) 建立季节预测模型,并进行预测。预测模型为

$$\hat{y}_{t+\tau} = \bar{y} \cdot S_\tau, (\tau = 1, 2, \cdots, L) \tag{6-6}$$

式中, $\hat{y}_{t+\tau}$ 是第 $t + \tau$ 期的预测值; S_τ 是第 τ 期的季节指数。

(二) 趋势比率法

如果一个时间序列具有线性趋势且受季节变动的影响,则可采用趋势比率法进行预测。预测步骤为:

(1) 建立趋势线方程:

$$T_t = \hat{a} + \hat{b}t$$

(2) 根据趋势线方程,计算各期趋势值 $T_1, T_2, \cdots, T_n$ 。

(3) 剔除趋势:

$$\widetilde{S}_t = \frac{y_t}{T_t} (t = 1, 2, \cdots, n)$$

(4) 初步估计季节指数。对同季节的 $\widetilde{S}_i$ 求平均值,以消除随机干扰,将此平均值作为季节指数的初步估计值,即

$$\bar{S}_i = \frac{\widetilde{S}_i + \widetilde{S}_{i+L} + \widetilde{S}_{i+2L} + \cdots + \widetilde{S}_{i+(m-1)L}}{m} (i = 1, 2, \cdots, L)$$

（5）最终估计季节指数。一个周期内的各季节指数之和应等于 L，即 $\sum_{i=1}^{t} \bar{S}_i = L$，但是使用上面的方法求出的季节指数的初步估计值，一般来说不满足这一要求，因此要加以调整。调整的方法是：先求出一个周期内各季节指数初步估计值的均值作为调整系数，即

$$S = \frac{1}{L} \sum_{i=1}^{t} \bar{S}_i$$

然后，用各季节指数初步估计值 $\bar{S}_i$，除以调整系数 S，可得到季节指数的最终估计值，即

$$S_i = \frac{\bar{S}_i}{S}(i = 1, 2, \cdots, L)$$

S_i 可满足上述的要求。

（6）建立趋势季节预测模型，并进行预测。预测模型为

$$\hat{y}_t = (\hat{a} + \hat{b}t)S_i \tag{6-7}$$

式中，$\hat{y}_t$ 是第 t 期的预测值；S_i 是第 t 期所在季节对应的季节指数。

趋势比率法有多个周期的预测能力。

（三）可变指数预测法

当某变量的时间序列具有线性增加（或减少）的趋势，同时受季节因素的影响，且这种季节影响因素随着时间的推移有逐渐加大（或减小）的趋势。此时，各年同月份（或同季度）的季节指数不再相等，季节指数应与时间有关。对这样问题的预测可采用可变季节指数预测法。预测步骤为：

（1）估计趋势值 T_t。如同趋势比率法那样进行估计。

（2）剔除趋势：

$$\widetilde{S}_t = \frac{y_t}{T_t}(t = 1, 2, \cdots, n)$$

（3）分别将同一季节的不同周期的 $\widetilde{S}_t$ 值构成一个数列，绘制散点图，观察它们随时间变化的规律，像作趋势预测那样，采用适当的曲线拟合这些 $\widetilde{S}_t$ 的值，以求出季节指数的估计值 S_t。

（4）建立趋势季节预测模型，并进行预测。预测模型为

$$\hat{y}_t = T_t \cdot S_t \tag{6-8}$$

四、ARMA 模型预测法

（一）模型介绍

ARMA 模型全称自回归滑动平均模型（autoregressive moving average model），是 20 世纪 70 年代发展起来的，被认为是比较成熟的随机时间序列预测方法。该模型最早由 Box 和 Jenkins 发明并使用，也称为 Box – Jenkins 模型。ARMA 模型的基本思想是：一个变量现在的取值，不仅会受到它本身过去值的影响，也会受现在和过去各种随机因素的影响，它由自回归模型（简称 AR 模型）与移动平均模型（简称 MA 模型）为基础"混合"构成。依照此理论，可建立数据模型表示为

$$X_t - \varphi_1 X_{t-1} - \cdots - \varphi_p X_{t-p} = \varepsilon_t - \theta_1 \varepsilon_{t-1} - \cdots - \theta_q \varepsilon_{t-q} \qquad (6-9)$$

其中，$\varphi_j(1 \leqslant j \leqslant p)$ 和 $\theta_j(1 \leqslant j \leqslant q)$ 为实数，ε_t 为白噪声过程，即 $\varepsilon_t \sim WN(0, \theta^2)$。

式（6-9）称为 p 阶自回归 q 阶移动平均模型，记为 ARMA(p, q) 模型。当 $q=0$ 时，式（6-9）称为 p 阶自回归模型，记为 AR(p) 模型；当 $p=0$ 时，式（6-9）称为 q 阶移动平均模型，记为 MA(q) 模型。

引入后移算子 B，式（6-9）可表示为

$$\varphi(B)X_t = \theta(B)\varepsilon_t$$

其中，$\varphi(B) = 1 - \varphi_1 B - \cdots - \varphi_p B^p$，$\theta(B) = 1 - \theta_1 B - \cdots - \theta_q B^q$，并假定 $\varphi(B)$ 与 $\theta(B)$ 互素。

若模型自回归部分的参数符合平稳性的基本条件，即 $\varphi(B)=0$ 的根全部在 B 平面单位圆外，则 X_t 可表示为 $\varepsilon_{t-j}(j=0, 1, 2, \cdots)$ 的线性组合，称为传递形式，即

$$X_t = \varphi^{-1}(B)\theta(B)\varepsilon_t$$

记 $H(B) = \varphi^{-1}(B)\theta(B)$，并称 $H(B)$ 为传递函数。

若模型移动平均部分的参数符合可逆性的基本条件，即 $\theta(B)=0$ 的根全部在 B 平面单位圆外，则 ε_t 可表示为 $X_{t-j}(j=0, 1, 2, \cdots)$ 的线性组合，称为逆转形式，即

$$\varepsilon_t = \theta^{-1}(B)\varphi(B)X_t$$

记 $H^{-1}(B) = \varphi(B)\theta^{-1}(B)$，并称 $H^{-1}(B)$ 为逆函数。

（二）ARMA 模型的自相关函数（autocorrelation function，ACF)和偏自相关函数（partial autocorrelation function，PACF)

时间序列 $\{X_t \mid t = 1, 2, \cdots\cdots\}$，自相关函数的定义：

$$\hat{\rho} = \frac{\sum\limits_{t=1}^{n-k}(X_t - \bar{X})(X_{t-k} - \bar{X})}{\sum\limits_{t=1}^{n}(X_t - \bar{X})^2} = \frac{cov(X_t, X_{t-k})}{\sigma_{X_t}\sigma_{X_{t-k}}} = \frac{\hat{\gamma}_k}{\hat{\gamma}_0}$$

将式（6-9）改写为以下形式来获得 ARMA(p, q) 模型的自协方差函数

$$X_t = \varphi_1 X_{t-1} + \cdots + \varphi_p X_{t-p} + \varepsilon_t - \theta_1 \varepsilon_{t-1} - \cdots - \theta_q \varepsilon_{t-q}$$

两边同时乘以 X_{t-k}，得到

$$X_{t-k}X_t = \varphi_1 X_{t-k}X_{t-1} + \cdots + \varphi_p X_{t-k}X_{t-p} + X_{t-k}\varepsilon_t - \theta_1 X_{t-k}\varepsilon_{t-1} - \cdots - \theta_q X_{t-k}\varepsilon_{t-q}$$

对两端同取期望值，可得 ARMA(p, q) 模型的 k 阶自协方差函数

$$\gamma_k = \varphi_1 \gamma_{k-1} + \cdots + \varphi_p \gamma_{k-p} + E(X_{t-k}\varepsilon_t) - \theta_1 E(X_{t-k}\varepsilon_{t-1}) - \cdots - \theta_q E(X_{t-k}\varepsilon_{t-q})$$

可知，$E(X_{t-k}\varepsilon_{t-i}) = 0$，$k > i$，得

$$\gamma_k = \varphi_1 \rho_{k-1} + \cdots + \varphi_p \rho_{k-p}, \ k \geqslant q+1$$

所以，ARMA(p, q) 模型的 k 阶自相关函数（ACF)可表示为

$$\rho_k = \varphi_1 \rho_{k-1} + \cdots + \varphi_p \rho_{k-p}, \ k \geqslant q+1$$

容易看出 ARMA(p, q) 模型的自相关系数在滞后 q 阶之后拖尾，仅依赖于模型中的自回归参数 p。

偏相关系数的定义：X_t 与 X_{t-j} 的偏相关系数是去掉 X_{t-1}，X_{t-2}，$\cdots$，X_{t-j+1} 的线性影响后，所得到的相关系数，表示如下：

$$\varphi_j = \rho_j^* = corr[x_t - E^*(x_t \mid X_{t-1}, X_{t-2}, \cdots\cdots, X_{t-j+1})]$$

得

$$\varphi_{ss} = \frac{\rho_s - \sum\limits_{j=1}^{s-1}\varphi_{s-1,j}\rho_{s-j}}{1 - \sum\limits_{j=1}^{s-1}\varphi_{s-1,j}\rho j}, \ s = 3, 4, 5, \cdots$$

其中，s 代表滞后量，$\varphi_{sj} = \varphi_{s-1,j} - \varphi_{ss}\varphi_{s-1,s-j}$，$j = 1, 2, 3, \cdots, s-1$。

对于 AR(p) 过程,当 $s > p$ 时,φ_{ss} 为 0,X_t 与 X_{t-s} 不存在直接相关,呈现 p 阶截尾。任何一个可逆的 MA(q) 过程通过一定运算,都能转换为一个无限阶的、系数按几何形式递减的 AR(p) 过程,MA(q) 的偏相关函数呈负数的指数衰减。ARMA(p, q) 的偏相关函数是无限延长的,是呈指数衰减或者正弦衰减的混合形式。

ARMA 模型的自相关函数与偏自相关函数的统计特征如表 6-2。

表 6-2　ARMA(p, q)模型的自相关函数和偏自相关函数的特征

模　型	自相关函数	偏自相关函数
AR(p)	拖尾	p 阶截尾
MA(q)	q 阶截尾	拖尾
ARMA(p, q)	拖尾	拖尾

（三）ARMA 模型的定阶方法

通过时间序列的自相关函数和偏自相关函数来定阶,是 ARMA 模型常用的一种定阶方法。若利用自相关函数和偏自相关函数无法得到 (p, q) 准确的最优值,可利用赤池信息量准则(Akaike information criterion,AIC)进行定阶,它是由日本统计学家赤池弘次创立和发展的,是衡量模型拟合效果优劣的一种标准。它的基本思想是:增加模型的参数变量能够减少模型估计值与实际值的偏离程度,使模型更好地拟合原始数据,但是参数变量数量的增多会增加模型的复杂程度,于是应该对增加变量带来的代价进行惩罚。这个准则是以数据的拟合优度为判断标准,同时也避免出现过度拟合的现象。

另外一种判断准则为贝叶斯信息准则(Bayesian information criterion,BIC),该准则原理与 AIC 相同,只是增加了"惩罚"的力度。可以看出这两种准则都是提倡函数的简洁形式,力求用较少的参数来表示函数。当样本数量较多时,BIC 原则的效用更好,AIC 原则确定的模型参数相对较多,更适用于小样本。AIC 和 BIC 原则在统计模型比较中有着非常广泛的应用。

（四）ARMA 模型的最大似然估计

对于零均值平稳 ARMA(p, q) 模型

$$X_t - \varphi_1 X_{t-1} - \cdots - \varphi_p X_{t-p} = \varepsilon_t - \theta_1 \varepsilon_{t-1} - \cdots - \theta_q \varepsilon_{t-q} \tag{6-10}$$

其中，$\{\varepsilon_t\}$ 是独立同分布服从 $N(0, \sigma^2)$ 的白噪声过程，可知 $\varepsilon = (\varepsilon_1, \varepsilon_2, \cdots, \varepsilon_n)^{\mathrm{T}}$ 的联合密度函数如下式所示：

$$p(\varepsilon \mid \varphi, \theta, \sigma^2) = (2\pi\sigma^2)^{n/2} e^{-\frac{1}{2\sigma^2}\sum_{i=1}^{n}\varepsilon_i^2}$$

其中，$\varphi = (\varphi_1, \cdots, \varphi_p)^{\mathrm{T}}$，$\theta = (\theta_1, \cdots, \theta_q)^{\mathrm{T}}$。

将式（6 - 10）改写为

$$\varepsilon_t = X_t - \varphi_1 X_{t-1} - \cdots - \varphi_p X_{t-p} + \theta_1\varepsilon_{t-1} + \cdots + \theta_q\varepsilon_{t-q} \qquad (6 - 11)$$

由此可以写出参数 $(\varphi, \theta, \sigma^2)$ 的似然函数。

令 $X = (X_1, \cdots, X_n)^{\mathrm{T}}$，假设 $X_* = (X_{1-p}, \cdots, X_{-1}, X_0)^{\mathrm{T}}$ 和 $\varepsilon_* = (\varepsilon_{1-p}, \cdots, \varepsilon_{-1}, \varepsilon_0)^{\mathrm{T}}$ 是已知的，则条件对数似然函数为

$$\ln L_*(\varphi, \theta, \sigma^2) = -\frac{n}{2}\ln(2\pi\sigma^2) - \frac{S_*(\varphi, \theta)}{2\sigma^2} \qquad (6 - 12)$$

其中

$$S_*(\varphi, \theta) = \sum_{i=1}^{n}\varepsilon_i^2(\varphi, \theta \mid X_*, \varepsilon_*, X) \qquad (6 - 13)$$

是条件平方和函数。对式（6 - 12）极大化处理后，得到的 $(\bar\varphi, \bar\theta)$ 称为条件最大似然估计。对于式（6 - 10）所示的模型，可假设 $\varepsilon_p = \varepsilon_{p-1} = \cdots = \varepsilon_{p+1-q} = 0$，利用式（6 - 11）在 $t \geqslant p + 1$ 的条件约定下计算 ε_t 的值。于是式（6 - 13）的条件平方和函数可表达为

$$S_*(\varphi, \theta) = \sum_{i=p+1}^{n}\varepsilon_i^2(\varphi, \theta \mid, X)$$

在得到参数估计 $(\bar\varphi, \bar\theta)$ 后，通过下式可得 σ^2 的估计值 $\bar\sigma^2$：

$$\bar\sigma^2 = \frac{S_*(\bar\varphi, \bar\theta)}{d.f.}$$

其中，$d.f.$ 为自由度，它的值是和式 $S_*(\bar\varphi, \bar\theta)$ 中的项数与被估计参数的个数之差，即

$$d.f. = (n - p) - (p + q + 1) = n - (2p + q + 1)$$

（五）ARMA 模型预测步骤

（1）根据时间序列的散点图、自相关函数图和偏自相关函数图以及 ADF 单位

根检验,观察其方差、趋势及其季节性变化规律,识别该序列的平稳性。

(2) 数据平稳化处理。如果数据序列是非平稳的,即存在一定的上升或下降趋势等,则需对数据进行差分处理;如果数据序列存在异方差性,则需对数据进行对数转换或者开方处理,直到处理后的数据的自相关函数值和偏自相关函数值无显著地异于零。

(3) 根据时间序列模型的识别规则,确定建立模型阶数。

(4) 参数估计。估计暂定的模型参数,检验是否具有统计学意义。

(5) 假设检验,诊断白噪声。检验假设模型残差的 ACF 值和 PACF 值,在早期或季节性延迟点处不得大于置信区间。可观察残差的 ACF 图和 PACF 图,并辅以 Box - Ljung 检验、D - W 值检验等。

例 6 - 1 某地区 2007~2020 年棘球蚴病患者检出率如表 6 - 3 所示,试利用 ARMA 模型预测该地区 2021~2023 年检出率情况。

表 6 - 3 某地区 2007~2020 年新发现棘球蚴病患者检出率(1/10 万)

年 份	检出率	年 份	检出率
2007	2 679.18	2014	141.15
2008	1 645.43	2015	70.59
2009	874.01	2016	113.30
2010	302.02	2017	41.86
2011	175.16	2018	39.00
2012	262.74	2019	24.65
2013	98.81	2020	17.02

1. 绘制散点图

绘制的散点图结果如下图 6 - 1 所示,由图观察可知,检出率随时间序列呈负指数下降,且波动较大,表明原序列是一个非平稳序列。因此,采取对检出率原始数据进行自然对数转换后分析的办法。转换后的散点图如图 6 - 2 所示,此时时间序列图为线性趋势,满足序列平稳性的要求。

2. 模型的识别及定阶

软件计算结果显示,自相关系数(ACF)和偏自相关系数(PACF)均拖尾(表 6 - 4),因此判断预测未来几年的检出率适合 ARMA(p, q)模型,同时,由表可以发现 ACF 和 PACF 均是从第 2 阶后开始明显下降,确定本研究需建立的是 ARMA(1,1)模型。

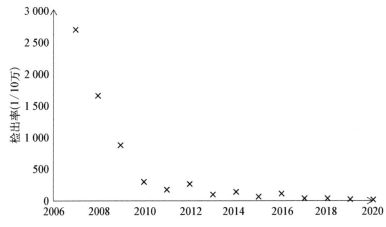

图 6‑1　2007～2020 年某地区新发现棘球蚴病患者检出率

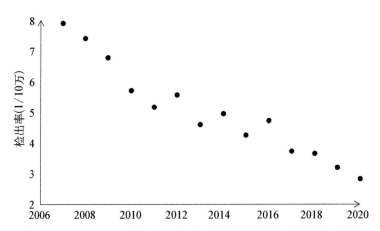

图 6‑2　2007～2020 年某地区新发现棘球蚴病患者对数转换检出率

表 6‑4　ACF 和 PACF 分析结果

滞后阶数	ACF	PACF	Q统计量	相伴概率
1	0.546	0.546	5.134	0.023
2	0.221	−0.109	6.049	0.049
3	0.028	−0.067	6.065	0.108
4	−0.022	0.019	6.076	0.194
5	−0.036	−0.021	6.109	0.296
6	−0.099	−0.105	6.385	0.381

续 表

滞后阶数	ACF	PACF	Q 统计量	相伴概率
7	−0.112	−0.014	6.784	0.452
8	−0.149	−0.093	7.609	0.473
9	−0.158	−0.060	8.732	0.462
10	−0.196	−0.114	10.875	0.367
11	−0.208	−0.082	14.110	0.227
12	−0.190	−0.069	18.156	0.111

3. 模型参数估计、检验和预测

参数估计结果显示(表 6-5),ARMA(1, 1)模型拟合效果较好,Durbin-Watson 统计量为 1.43,除常数项外,AR(1)和 MA(1)变量均有统计学意义($P <$ 0.05),表明模型拟合效果较为理想。

表 6-5 ARMA(1, 1)模型参数估计结果

变 量	参数估计值	标准误	t 值	P 值
C	49.953 08	22.495 94	2.220 537	0.050 6
AR(1)	0.498 450	0.037 509	13.288 76	<0.000 1
MA(1)	−0.997 435	0.202 845	−4.917 227	0.000 6

残差序列的自相关值和偏自相关值均在置信区间内,且序列基本平稳,Q 统计量检验所得的 P 值均大于 0.05,模型较好地拟合了原始数据(表 6-6),因此可以认为 ARMA(1, 1)模型合理,可以用于预测。模型预测结果显示,2021~2023 年该地区棘球蚴新发病患者的检出率(1/10 万)预测值分别是 50.14、50.04 和 49.99。

表 6-6 ARMA(1, 1)模型对某地区新发棘球蚴病患者拟合及预测情况

年 份	原始值	拟合值	误 差	相对误差(%)
2007	2 679.18	—	—	—
2008	1 645.43	1 615.82	−29.61	−1.80
2009	874.01	830.46	−43.55	−4.98
2010	302.02	439	136.98	45.35

续　表

年　份	原始值	拟合值	误　差	相对误差(%)
2011	175.16	243.87	68.71	39.23
2012	262.74	146.61	−116.13	−44.20
2013	98.81	98.13	−0.68	−0.69
2014	141.15	73.97	−67.18	−47.59
2015	70.59	61.92	−8.67	−12.28
2016	113.30	55.92	−57.38	−50.64
2017	41.86	52.93	11.07	26.45
2018	39.00	51.44	12.44	31.90
2019	24.65	50.69	26.04	105.64
2020	17.02	50.32	33.30	195.65
2021	—	50.14	—	—
2022	—	50.04	—	—
2023	—	49.99	—	—

该实例原论文报道认为该模型计算后的结果值存在误差,因此在原文献中还采用了 GM(1,1)模型对比分析,该模型在本章第 4 节将会具体讲解说明,本处引用案例主要是便于读者掌握 ARMA 模型的适用性,理解其建模和分析过程。

第三节　均值生成函数预测模型

均值生成函数是拓广了的数理统计中的均值概念,定义为均值生成函数。主要通过 Gram - Schmidt 正交化处理使均值生成函数正交化,以此排除均值生成函数间的相互影响,同时用兼顾拟合残差和趋势度量的双评分准则确定入选模型的均值生成函数的个数,最后建立适用于长期预测的模型。本模型的优势是采用正交化方案筛选均值生成函数,既有利于序列中显著周期的提取,而且可以避免线性模型计算的复杂程度随均值生成函数个数的增加而迅速增加,尤其是对于多维时间序列更能够显示该模型的优点。该模型需要采用 MATLAB 或者 R 软件编程实现。

一、模型构建

均值生成函数模型对于中长期预测具有很好的拟合优势。其模型的基本建立方法如下：

设一等间隔样本量为 N 的时间序列：

$$x(t) = \{x(1), x(2), \cdots, x(N)\}$$

根据下式构造各阶均值生成函数（mean generating function，MGF）：

$$\bar{x}_l(i) = \frac{1}{n_l} \sum_{j=0}^{n_l-1} x(i+jl)$$

其中，$i = 1, 2, \cdots, l$，$1 \leqslant l \leqslant M$，$n_l = INT(N/l)$，$M = INT(N/2)$。式中 N 为序列的样本长度，t 为采样时间，l 为均值生成函数的时间间隔长度，M 为最大周期长度，INT 表示取整。对均值生成函数 $\bar{x}_l(i)$ 进行循环外推构造周期性预测拓展序列：

$$f_l(t) = \bar{x}_l\left[t - l \cdot INT\left(\frac{t-1}{l}\right)\right],$$

$$t = 1, 2, \cdots, N+q;$$

其中，q 为预测步长，这样便可得到 M 个长度为 $N+q$ 的周期函数序列。以这些周期性延拓序列为因子，与原始序列作逐步回归分析，即可建立回归方程进行模拟与预测。

拟合原始数据的高频成分，对原始数据 $x(t)$ 进行差分运算，差分运算实际上起着高通滤波器的作用，即有：

$$\Delta x(t) = x(t+1) - x(t), t = 1, 2, \cdots, N-1;$$

$$\Delta^2 x(t) = \Delta x(t+1) - \Delta x(t), t = 1, 2, \cdots, N-2;$$

与之对应的序列记为 $x^{(1)}(t)$ 与 $x^{(2)}(t)$，其均值生成函数及其延拓序列记为 $\bar{x}_l^{(1)}$，$\bar{x}_l^{(2)}$ 和 $f_l^{(1)}(t)$，$f_l^{(2)}(t)$。

为了拟合原始数据序列中向上递增或向下递减的趋势，进一步建立累加延拓序列：

$$f_l^{(3)}(t) = x(1) + \sum_{i=1}^{t-1} f_l^{(1)}(i+1),$$

其中，$t = 2, \cdots, N$；$l = 1, 2, \cdots, M$；$f_l^{(3)}(1) = x(1)$。累加延拓序列实际上就是用一阶差分均生函数来替代各个时刻的差分值。

经过上述过程，最后共求得 $4M$ 个均值生成函数延拓序列：

$$f_l(t), f_l^{(1)}(t), f_l^{(2)}(t), f_l^{(3)}(t), l = 1, 2, \cdots, M$$

目的是为了通过筛选获得高精度预测的模型,即有更多的自变量可供筛选。

二、模型评价

对于构建的预测模型,研究者通常希望其预测模型的预测效果与实际发展尽可能相一致,首先是要求预测趋势与实际发展相一致,即所谓的"大方向""大趋势"正确,即称为趋势误差,如对股票涨跌的预测,汛期洪峰的高低预测等问题,如果趋势预测错误,则模型失去了价值;其次是希望在趋势正确的前提下,预测模型的拟合值与实际值尽可能相一致,即相对误差越小越好,这称为预测模型的数量误差。因此,在考虑两者问题都能兼顾的情况下,均值生成函数模型采用双评分准则(Couple Score Criterion, CSC)评价,即在权衡预测模型的数量误差与趋势误差最优的情况下选择预测模型。

本方法构建的预测模型共有 $\left[\dfrac{N}{2}\right]+\left[\dfrac{N-1}{2}\right]+[N-1]$ 个均值生成函数,如果这些都参与建模,则会导致计算量过大。因此,选择双评分准则对所生成的均值生成函数先进行初步筛选,双评分准则目的是为了使模型的拟合精度更好,双评分准则定义为:

$$CSC = S_1 + S_2$$

其中,$S_1 = (N-k)\left(1-\dfrac{Q_k}{Q_y}\right)$ 表达数量误差,称为数量评分,即为精评分。

$S_2 = 2I = 2\left[\displaystyle\sum_{i=1}^{G}\sum_{j=1}^{G} n_{ij}\ln n_{ij} + N\ln N - \left(\sum_{i=1}^{G} n_{i.}\ln n_{i.} + \sum_{j=1}^{G} n_{.j}\ln n_{.j}\right)\right]$ 表达趋势误差,称为趋势评分,即为粗评分;N 为样本长度,k 为统计模型中的变量个数;n_{ij} 为 i 类事件与 j 类事件列联表中的个数。

Q_k 是模型的残差平方和,计算公式为

$$Q_k = \frac{1}{N}\sum_{t=1}^{N}(x(t)-\hat{x}(t))^2$$

Q_y 是模型的总离差平方和,计算公式为

$$Q_y = \frac{1}{N}\sum_{t=1}^{N}(x(t)-\bar{x}(t))^2$$

式中,$\bar{x} = \dfrac{1}{N}\displaystyle\sum_{t=1}^{N}x(t)$。

当模型为线性模型,k 固定为一个不大的量时,当 $N \to \infty$,$N-k \approx N \to \infty$,

$S_1 \approx NR^2$ 的渐近分布为 χ_{v_1}，$v_1 = k$。R^2 为复相关系数，$v_2 = (G-1)(G-1)$。

根据 χ^2 分布的可加性，得：

$$\chi_v^2 = \chi_{v1}^2 + \chi_{v2}^2，v = k + (G-1)(G-1)$$

由此，可以对每一个均生函数作为一个拟合序列计算与原始序列 $x(t)$ 的 CSC 值，当 $CSC > \chi_v^2$ 时，则该项序列入选。

三、最优方程的选择

按照上述的过程分别计算各个序列的 CSC 值。以 CSC 值为准则用最优子集方法进行筛选，即列举出所有的可能组合，从中选出 CSC 值最大的回归方程作为最优方程，当变量个数不同而 CSC 值相同时，为简便计算，取自变量个数较少的方程作为最优回归方程。

四、案例

例 6 - 2 某国家 2008～2019 年艾滋病发病率和死亡率的变化情况如表 6 - 7 所示，试用均值生成函数方法预测该国 2020 年艾滋病的发病率和死亡率。

表 6 - 7　2008～2019 年某国艾滋病发病率及死亡率变化

年　份	发病率/10 万	增长率/%	死亡率/100 000	增长率/%
2008	1.10	—	0.45	—
2009	1.51	37.27	0.52	15.56
2010	2.56	69.54	0.71	36.54
2011	2.92	14.06	0.79	11.27
2012	3.11	6.51	0.86	8.86
2013	3.12	0.32	0.84	−2.33
2014	3.33	6.73	0.89	5.95
2015	3.69	10.81	0.94	5.62
2016	3.97	7.59	1.03	9.57
2017	4.15	4.53	1.11	7.77
2018	4.62	11.33	1.35	21.62
2019	5.10	10.39	1.50	11.11

利用最优子集回归法，设置 M＝4，分别构建回归方程，计算原序列估计值，再计算各模型 CSC 值。

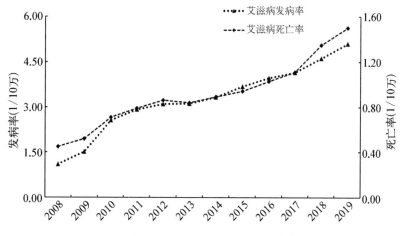

图 6-3 2008~2019 年某国艾滋病发病率与死亡率变化趋势

艾滋病发病率时间序列均值生成函数模型结果如表 6-8 所示,各模型的 R^2 比较接近。由图 6-4 所示,各模型与艾滋病发病率原始值拟合曲线都比较接近,表明各模型拟合效果均较好。按照 CSC 评分法则,选择 K=1 的模型作为最优方程,用于艾滋病发病率的预测研究。

表 6-8 某国艾滋病发病率时间序列均生函数模型

K	回 归 方 程	CSC	R	R^2
1	$Y = 0.573 + 0.882\,54x_1$	11.625 1	0.978 2	0.956 9
2	$Y = 0.567 + 1.417\,61x_1 - 0.524\,27x_3$	10.689 2	0.979 3	0.959 0
3	$Y = 0.452 + 1.437\,02x_1 + 1.390\,78x_2 - 1.889\,78x_3$	9.037 7	0.981 9	0.964 1
4	$Y = 0.447 + 1.438\,29x_1 + 1.467\,36x_2 - 1.965\,22x_3 - 0.100\,10x_4$	9.996 9	0.981 9	0.964 1

艾滋病死亡率时间序列均生函数模型如表 6-9。各模型的 R^2 比较接近,由图 6-5 可知,各模型的拟合值与艾滋病死亡率原始值拟合趋势较为一致,表明各模型的拟合效果都比较好。按照 CSC 评分原则,选择 K=2 的模型作为最优方程,用于艾滋病死亡率的预测研究。

采用上述选择的最优方程,对 2020 年某国艾滋病发病率及死亡率进行了短期预测。结果显示,某国艾滋病的发病率预测结果值是 5.281 6/10 万,某国艾滋病死亡率预测结果值是 1.429 4/10 万。

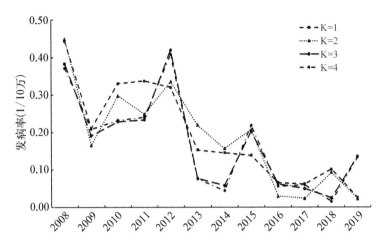

图 6 - 4　构建的各艾滋病发病率预测模型拟合值与实际值的绝对误差

表 6 - 9　某国艾滋病死亡率时间序列均生函数模型

K	回　归　方　程	CSC	R	R²
1	$Y = 0.090 + 0.857\,864x_1$	13.680 4	0.970 0	0.940 9
2	$Y = 0.086 + 1.546\,83x_1 - 0.676\,34x_3$	15.035 9	0.971 5	0.943 8
3	$Y = 0.050 + 1.551\,08x_1 + 0.945\,46x_2 - 1.589\,79x_3$	14.118 5	0.973 0	0.946 7
4	$Y = -0.092 + 1.360\,22x_1 + 1.138\,42x_2$ $- 1.596\,82x_3 + 0.167\,39x_4$	14.368 3	0.973 8	0.948 3

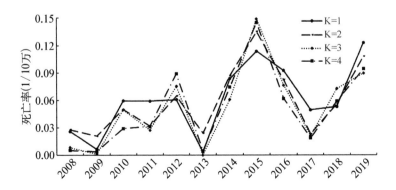

图 6 - 5　构建的各艾滋病死亡率预测模型拟合值与实际值的绝对误差

第四节　灰色 GM(1，1)预测模型

在任何一个系统中都有已知信息和未知的信息，信息完全明确的为白色系统，完全不明确的为黑色系统，信息部分明确、部分不明确的即为灰色系统。灰色系统理论运用一定的方法使信息不完全明确的系统经数据处理后能得到较明确的、符合真实情况的数据信息。

灰色模型主要是针对灰色系统而言，通过对初始序列（不完整的样本资料）进行一系列累加、变换等方式后将无章可循的资料生成为有内在规律的、有价值的新数据，并对生成的新数据建模、对资料进行预测。灰色模型的优点是其不需要大量的样本数据，也不对数据分布有特殊要求，模型的计算工作量小，可用于对有明显增长或降低趋势的数据进行预测，并且对短期、中长期的预测应用较为广泛，预测效果好、准确度高。近年来，灰色预测模型被广泛运用于卫生管理领域，如卫生费用、人力及床位资源等的预测。

灰色 GM(1，1)模型（Grey Model）是灰色预测模型的基本模型，此外还有GM(1，1)残差修正模型、灰色新陈代谢模型、GM(1，2)模型、GM(2，1)模型、GM(1，N)模型等。灰色预测模型是一种方法学成熟，实践运用广泛的预测方法，其基本思想是对无规则的数据序列作一定变换，得到具有一定规律的序列，从而可以用曲线进行逼近，该模型适用于有较强指数规律的变化系统。GM(1，1)模型的优点是所需数据较少，通常只要 4 个以上数据即可建模。该模型需要一定编程基础，可利用 MATLAB、R 语言等软件实现，或者可利用南京航空航天大学灰色系统研究所官网提供的软件。

一、模型构建

GM(1，1)是一个 1 阶微分方程，第一个 1 表示 1 阶微分方程，第二个 1 表示微分方程有 1 个变量，同理 GM(1，2)表示该方程是 1 阶微分方程，具有两个变量。本部分主要介绍最基本的 GM(1，1)模型，建模过程如下：

（1）已知原始序列，即待预测序列：

$$X_{(i)}^{(0)} = (X_{(1)}^{(0)}, X_{(2)}^{(0)}, \cdots, X_{(n)}^{(0)})(i = 1, 2, 3, \cdots, n)$$

其中，i 表示数据的期数。

对 $X_{(i)}^{(0)}$ 作一次累加，得到的序列为

$$X_{(i)}^{(1)} = (X_{(1)}^{(1)},\ X_{(2)}^{(1)},\ \cdots,\ X_{(n)}^{(1)})$$

其中，$X_{(n)}^{(1)} = \sum_{i=1}^{n} X_{(i)}^{(0)}$。 再对 $X_{(i)}^{(1)}$ 序列进行均值序列生成，得：

$$Z_{(i)}^{(1)} = (Z_{(1)}^{(1)},\ Z_{(2)}^{(1)},\ \cdots,\ Z_{(n)}^{(1)})$$

其中：

$$Z_{(i+1)}^{(1)} = \frac{1}{2}(X_{(i+1)}^{(1)} + X_{(i)}^{(1)})$$

GM(1，1)的定义型：

$$X_{(i)}^{(0)} + aZ_{(i)}^{(1)} = b \qquad\qquad (6-14)$$

其中，a 称为发展系数，b 称为灰作用量，a、b 均为待定参数。式(6-14)的白话模型为

$$\frac{dX_{(n)}^{(1)}}{dt} + aX_{(n)}^{(1)} = b$$

该式是微分方程，其响应式为

$$\hat{X}_{(i+1)}^{(1)} = \left(X_{(1)}^{(0)} - \frac{b}{a}\right)e^{-ai} + \frac{b}{a}$$

$$\hat{X}_{(i+1)}^{(0)} = \hat{X}_{(i+1)}^{(1)} - \hat{X}_{(i)}^{(1)}$$

用定义型来求参数 a、b，将定义式(6-14)代入换算，即为

$$\hat{X}_{(i+1)}^{(0)} = a(-Z_{(i+1)}^{(1)}) + b$$

将该式简记为 $Y_n = BP$，当 $k=1, 2, 3, \cdots, n$ 时，将该式展开，用矩阵表达，设：

$$Y_n = \begin{bmatrix} X_{(2)}^{(0)} \\ X_{(3)}^{(0)} \\ \cdots \\ X_{(n)}^{(0)} \end{bmatrix},\ B = \begin{bmatrix} -Z_{(2)}^{(1)} & 1 \\ -Z_{(3)}^{(1)} & 1 \\ \cdots & \\ -Z_{(n)}^{(1)} & 1 \end{bmatrix},\ P = \begin{bmatrix} a \\ b \end{bmatrix}$$

则

$$\begin{bmatrix} X_{(2)}^{(0)} \\ X_{(3)}^{(0)} \\ \cdots \\ X_{(n)}^{(0)} \end{bmatrix} = \begin{bmatrix} -Z_{(2)}^{(1)} & 1 \\ -Z_{(3)}^{(1)} & 1 \\ \cdots & \\ -Z_{(n)}^{(1)} & 1 \end{bmatrix} \begin{bmatrix} a \\ b \end{bmatrix}$$

B 为满秩阵时,应用最小二乘法求系数 a、b,即:

$$P = \begin{bmatrix} a \\ b \end{bmatrix} = (B^T B)^{-1} B^T Y_n$$

求出系数 a、b,运用微分方程响应式进行预测:

$$\hat{X}^{(1)}_{(i+1)} = \left(X^{(0)}_{(1)} - \frac{b}{a} \right) e^{-ai} + \frac{b}{a} \text{ 和}$$

$$\hat{X}^{(0)}_{(i+1)} = \hat{X}^{(1)}_{(i+1)} - \hat{X}^{(1)}_{(i)}$$

(2) GM(1,1)模型检验的步骤:

$$L_{(i)} = X^{(0)}_{(i)} - \hat{X}^{(0)}_{(i)}$$

$$\varepsilon_{(i)} = \frac{L_{(i)}}{X^{(0)}_{(n)}} \times 100\%$$

$$\varepsilon_{(ave)} = \frac{1}{n-1} \sum_{i=2}^{n} | \varepsilon_{(i)} |$$

$$\rho = (1 - \varepsilon_{(ave)}) \times 100\%$$

其中,$L_{(i)}$ 表示绝对误差,$\varepsilon_{(i)}$ 表示相对误差,$\varepsilon_{(ave)}$ 表示平均误差,ρ 表示预测精度。

$$S_1^2 = \frac{1}{n} \sum_{i=1}^{n} (X^{(0)}_{(i)} - \bar{X})^2$$

$$S_2^2 = \frac{1}{n} \sum_{i=1}^{n} (L_{(i)} - \bar{L})^2$$

其中,

$$\bar{X} = \frac{1}{n} \sum_{i=1}^{n} X^{(0)}_{(i)}, \quad \bar{L} = \frac{1}{n} \sum_{i=1}^{n} L_{(i)}$$

即,后验差比值公式:

$$C = \frac{S_2}{S_1}$$

其中 S_1 表示原始数据的标准差,S_2 表示绝对误差数列的标准差。

求小误差概率:

$$P = \{|L^{(0)}_{(i)} - \bar{L}^{(0)}| < 0.674\,5S_1\}$$

灰色模型预测精度等级判断如表 6-10 所示。

表 6-10 灰色模型预测精度的等级判定

预测精度	小误差概率(P)	后验差比值(C)
优秀	>0.95	<0.35
合格	>0.80	<0.5
基本合格	>0.70	<0.65
不合格	≤0.70	≥0.65

二、模型案例

例 6-3 某地区 2002~2015 年人均卫生费用增长如表 6-11 所示,试用灰色 GM(1,1)模型预测未来三年该地区人均卫生费用值。

表 6-11 2002~2015 年某地人均卫生费用增长情况(元)

年 份	人均卫生费用	增长率(%)
2002	1 356	—
2003	1 556	14.75
2004	1 811	16.39
2005	2 036	12.42
2006	2 212	8.64
2007	2 614	18.17
2008	2 965	13.43
2009	3 418	15.28
2010	3 266	−4.45
2011	3 966	21.43
2012	4 589	15.71
2013	5 170	12.66
2014	5 556	7.47
2015	6 362	14.51

采用上述的模型构建公式,建立的该地区人均卫生费用预测模型是:

$$Y(t) = 13\,254.743\,37e^{0.114\,404(t-1)} - 11\,898.742\,337$$

经计算,模型的后验差比值是 0.086 7,小概率误差是 1.000 0,模型精度评价为优秀,可以进行预测;预测结果显示,2016~2018 年该地区人均卫生费用预测值分别是 7 108.82、7 970.44 和 8 936.50 元。

第五节　其他预测方法简介

一、传染病 SIR 预测模型

自新冠疫情发生以来,各种传染病预测模型被用来预测疫情的发展情况,其中最为经典也最为原始的模型为 SIR 模型。SIR 模型由 Kermack 与 McKendrick 两位学者提出,是传染病学传播研究领域最经典、最基本的一种预测模型,为传染病动力学的研究做出了奠基性的贡献。

SIR 模型将传染病流行范围内的人群分成三类:

S 类,易感者(Susceptible),指未得病者,但缺乏免疫能力,与感病者接触后容易受到感染,其数量记为 $s(t)$,表示 t 时刻未染病但有可能被该类疾病传染的人数。

I 类,感染者(Infectives),指已经感染传染并具有传播性的人员,他可以将该传染病传播给 S 类成员。其数量记为 $i(t)$,表示 t 时刻已被感染成为病人且具有传染力的人数。

R 类,移除者(Recovered),指被隔离或因病痊愈而具有免疫力的人员。其数量记为 $r(t)$,表示 t 时刻已从染病者中移出的人数。

因此,设总人口为 $N(t)$,则有:

$$N(t) = s(t) + i(t) + r(t)$$

SIR 模型的建立基于以下三个假设:

(1) 不考虑人口的出生、死亡、流动等种群动力因素。人口始终保持一个常数,即 $N(t) \equiv K$。

(2) 一个病人一旦与易感者接触就必然具有一定的传染力。假设 t 时刻单位时间内,一个病人能传染的易感者数目与此环境内易感者总数 $s(t)$ 成正比,比例系数为 β,从而在 t 时刻单位时间内被所有病人传染的人数为 $\beta \cdot s(t) \cdot i(t)$。

(3) 在 t 时刻,单位时间内从染病者中移出的人数与病人数量成正比,比例系

数为 γ,单位时间内移出者的数量为 $\gamma \cdot i(t)$。

在实际的传播研究中,SIR 模型可以描述如下:

最开始,所有的节点都处于易感染状态,即都处于 S 类人群,对应个体不知道传染病的情况;

之后,部分节点接触到传染病,变为感染状态,即部分 S 类人群由于接触传染病而变成 I 类人群;

I 类人群一方面由于接触 S 类人群而使得部分 S 类人群也变为 I 类人群,另一方面由于药物、自身免疫力以及社会防控措施等原因,I 类人群中部分个体可能再变成 R 类人群;

R 类人群被描述为恢复状态,也即具有免疫能力,处于恢复状态的节点将不再参与信息的传播。

许多专业软件,如 R 语言、Python 等,均可方便地实现 SIR 模型。

二、神经网络预测法

人工神经网络法(artificial neural networks,ANN),是模仿人类脑部信息处理方式,用大量类似神经元的处理单元相互连接,形成同时具有存储和处理(计算)两种能力的一种预测模型。它具有同时处理多种不同信息的并行能力,而且通过触发信息节点能够获得该节点存储的信息。

1. 神经元模型

ANN 操作的基本信息处理单位是神经元。神经元是 ANN 的设计基础,突触、加法器和激活函数是神经元的三种基本元素。其中每一个突触都以其权值或强度为特征,人工神经元和人脑的突触不一样,在其权值范围内可以取正值也可以取负值,加法器通过激活函数限制神经元的输出振幅,对神经元的输入信号及其相应突触加权求和,神经元输出信号的正常幅度范围通常为 $[-1,1]$ 或 $[0,1]$。神经元模型还有一个外部偏值(阈值)θ_j,阈值为正则激活函数的网络输入增加,阈值为负则激活函数的网络输入减小。

神经元计算公式:

$$u_k = \sum_{j=1}^{n} w_{kj} x_j$$

$$y_k = f(u_k - \theta_j)$$

其中,x_1,x_2,x_3,$\cdots$,x_n 即神经元的输入信号;神经元 k 的突触权值分别为 w_{k1},w_{k2},w_{k3},$\cdots$,w_{kn}。阈值为 θ_j,$f(x)$ 是激活函数,是神经元的输出。

2. BP 神经网络

神经网络是目前为止应用最为广泛的一种人工神经网络模型,绝大多数神经网络模型的研究者和使用者均会采用 BP 神经网络(back propagation neural network)及其改进形式。BP 神经网络模型功能强大,只要隐含层和隐含层节点数足够多,BP 神经网络模型在不需要建立数学解析式模型的前提下也可以逼近任意非线性映射关系。其核心是 BP 算法,一般由输入层、隐含层与输出层组成,其主要思想为两个阶段训练法:第一阶段正向传播,输入层将输入信息通过隐含层逐级处理并且计算出每个神经元(Neurons)的实际输出值;第二阶段,反向传播,若在输入层没有能够获得期望的输出值,则逐层递归计算实际输出与期望输出之间的差值(即误差),然后再根据该误差调节权重。BP 算法是利用一个使期望输出与实际输出的误差平方和代价函数最小化过程来完成输入到输出的映射,而 BP 神经网络就是由 BP 算法进行网络训练的。

神经网络算法在大部分统计软件中(如 SPSS、R 语言、Python 等)均有现成的软件包可以实现。

三、系统动力学预测法

系统动力学预测法是通过研究系统内部诸因素形成的各种反馈环,同时搜集与系统行为有关的数据和情报,采用计算机仿真技术对大系统、巨系统进行长期预测的方法。它是战略研究的有力工具,目前被广泛用于卫生管理领域的卫生费用预测、灾害预测与管理以及传染病预测等研究。

系统动力学将整个建模过程归纳为五个大步骤:

第一步,系统分析分为任务调研、问题定义、划定界限,主要是调查收集有关系统的情况、明确所要解决的基本问题和主要问题,从而初步划分系统的界限。

第二步,进行系统结构分析,包括反馈结构分析和变量的定义。

第三步,建立系统动力学模型流图及其方程,并给所有的初始值、常数、表函数赋值,并进行相关的参数估计。

第四步,进行模型模拟与模型评估,这一步并不是独立存在的,它是贯穿于整个步骤中的,当模型不符合系统的原始目标时,需要进行系统模型的修正,从而保证系统的正确运行。

第五步,进行模型结果的分析并给予一定的政策分析。

系统动力学的建模需要严格、精确的参数设置,因此对数据的精准性要求非常高,同时需要引入大量的变量及定义,因此预测效果也往往较好。

卫生管理领域的预测方法还有很多,特别是在当前多学科、多领域技术方法交叉融合的背景下,将有越来越多的模型方法出现并推动预测方法的跨越式前进。因此,需要管理者具有更宏观的思维、更敏锐的视角和强大的专业背景知识,才能从多种预测方法中挑选出适用于解决现实问题的方法。同时需要掌握 1～2 门数学或者统计编程语言用以实现模型,如 R 语言、MATLAB、Python 等。

-------------------------------- **练 习 题** --------------------------------

1. 何为统计预测? 常见的统计预测分哪几类?
2. 统计预测的一般步骤有哪些? 各步骤中有哪些主要内容?

（金志超 袁 磊 秦宇辰 郭轶斌）

第七章　统计决策方法

第一节　决策方法概述

一、决策的概念

决策的狭义概念是指统计决策，即将待决策的目标事件或情况当作随机事件，依据经典统计推断的理论和方法进行决策。广义的决策概念则是指为了实现特定的目标，根据客观的可能性，在占有一定信息的经验基础上，借助一定工具、技巧和方法，对影响目标实现的诸因素进行准确地计算和判断选优后，对未来行动做出决定。

（一）决策的基本特征

1. 未来性

决策总是面向未来的，已经发生的事和正在发生的事是不需要决策的，决策产生于行动之前。由于未来是不确定的，因此决策具有风险性，科学的预测可以减少这种风险。

2. 选择性

决策离不开决断，决断离不开比较和选择，决策过程包括目标选择和决策方案选择。

3. 实践性

比较选择后得到的最优方案还只是思维结果，要付诸实施才能实现决策目标，不实施的决策是毫无意义的，决策方案最优性也无从谈起。

（二）决策的基本因素

决策是一项系统工程，组成决策系统的基本因素有如下 4 个：

1. 决策主体

决策是由人做出的，人是决策的主体，决策主体既可是个人，也可以是一个组织——由决策者所构成的系统。决策者进行决策的客观条件是其必须具有判断、选择和决断能力,能够承担决策后果的法定责任。

2. 决策目标

决策是围绕着目标展开的,决策的开端是确定目标,终端是实现目标。决策目标既体现主体的主观意志和利益,又反映了客观现实,没有决策目标就没有决策。

3. 决策对象

决策对象是决策的客体。决策对象涉及的领域十分广泛,可以包括人类活动的各个方面。决策对象具有一个共同点,即人可以对决策对象施加影响。凡是人的行为不能施加影响的事物,不作为决策的对象。

4. 决策的自然状态

决策的自然状态,简称为状态,指决策过程中不以决策者主观意志为转移的客观状态,一般包括决策主体的物质实体、各类条件信息、影响事物发展的自然规律、社会文化要素等。决策本身不会改变自然状态,只涉及如何将其数学建模表达或预测出各类不同状态出现的概率。

二、决策的种类

决策所要解决的问题是多种多样的,所对应的决策过程、思维方式、运用技术也各不相同。按决策问题所处的条件、性质、涉及范围、所运用的数学模型及统计理论、决策目标的数量、决策的阶段等情况可将决策分为以下几种不同的类型。

（一）确定型决策、不确定型决策和风险型决策

按决策问题所处的条件,可将决策分为确定型决策、不确定型决策和风险型决策三种类型。

1. 确定型决策

确定型决策指未来的情况已知,可按既定目标和评价准则选定已确定的可选方案的决策。例如,医院要进一批降压药,一种是长效药但价格较高,一种是短效药但价格便宜,如果药品的疗效和价格都已确定,如何选择决策则取决于医院已明确的自身需求,如经费预算、存储容量等。确定型决策一般采用运筹学方法及其他数学规划工具帮助选出最优或令人满意的方案,如在医院追加投资额既定的条件下,求增加护理人员和添置新仪器所能产生的效益的最大值。

2. 不确定型决策

不确定型决策是指未来的情况未知,决策环境、条件、自然状态等发生的概率

均尚不确定的情况下进行的决策。

3. 风险型决策

风险型决策指各种可能情况出现的概率已知,可结合这些概率来选择方案,做出决策判断,具有随机性。例如,一个病人要安装起搏器,面临两种选择:一种是进口起搏器,5年内的故障发生率很低,但价格昂贵;另一种国产起搏器,约10%的起搏器5年内会出现故障,但价格要便宜许多。此时可根据故障的发生概率,计算国产起搏器5年内发生故障需要更换的期望成本,并与使用进口起搏器的费用进行比较,从而做出选择。完全不确定情况下的决策则是在未来情况未知或各类决策环境、条件出现概率未知的情况下进行的决策。

(二)传统决策和贝叶斯决策

按照决策采用的统计理论可分为传统决策和贝叶斯决策两种类型。

1. 传统决策

传统决策是指根据样本的结果来推断总体,如假设检验中根据统计量的估计值作出拒绝还是接受原假设的结论,不考虑任何除该样本以外的其他先验信息。

2. 贝叶斯决策

贝叶斯决策则主张利用先验信息来帮助决策。广义上说,管理决策通常都需利用先验信息,故均可称为贝叶斯决策。而狭义的贝叶斯决策则是指将样本信息与先验信息相结合,利用贝叶斯后验概率公式所做的决策。

(三)单目标决策和多目标决策

按照决策目标的数量可分为单目标决策和多目标决策两种类型。

1. 单目标决策

单目标决策是指决策要达到的目标只有一个。比如决策选定某患者的治疗方法,以尽可能延长其生存时间,此即为单目标决策。

2. 多目标决策

多目标决策是指决策时要同时考虑两个或两个以上的目标。实际决策中,很多决策都是多目标决策问题。例如,医院管理的目标决策就是一个多目标决策问题,医院提供医疗服务的目标除了救死扶伤、提高社会效益外,还有诸如降低成本、提高经济效益、改进服务态度、树立医院形象、推动技术革新、提高竞争能力、合理配置资源、提高服务效率等其他目标,多目标决策问题一般比较复杂。

三、决策的作用与步骤

（一）决策的作用

预测是决策的基础,决策是依据预测所做出的决断。在市场经济条件下,统计决策发挥着巨大的作用。这是因为在充满激烈竞争的市场中,决策者对信息的掌握不足,对事物发展所导致的结果往往捉摸不透,而摆在决策者面前又有很多行动方案可供采用,这时统计决策可以帮助决策者决定最应该选择哪一种行动方案。

决策的功能可表达为:目标→决策→行动→结果。即由目标出发,做出决策,由决策指挥行动,由行动产生相应的结果。由此可见,科学的统计决策起着由目标到达结果的中间媒介作用,能够避免盲目行动造成的风险。在卫生管理领域,从基础医疗机构的决策到部门卫生决策、地区卫生决策,以至全国性的卫生决策,都需要在统计决策的基础上采用有事实依据的最优行动方案,尽可能减少由于盲目决定而导致的损失。

（二）决策的步骤

一个完整的决策过程,一般需经历以下 4 个主要步骤:

1. 确定决策目标

确定决策目标是决策的重要一步,没有决策目标,也就不存在决策。所谓决策目标是指在一定的环境和条件下,在预测的基础上所希望达到的结果,确定目标首先要确定问题的特点、范围,其次分析问题产生的原因,同时还应搜集与确定目标相关的信息,然后确定合理的目标。

合理的决策目标常需满足以下要求:① 含义准确,便于把握,易于评估;② 尽可能将目标数量化,并明确目标的时间约束条件;③ 目标应有实现的可能性,并富有挑战性。

2. 拟定备选方案

目标确定后,接下来的工作就是分析目标实现的可能途径,即拟定备选方案。拟定备选方案必须广泛搜集与决策对象及环境有关的信息,并从多角度预测可能达到目标的各种途径及每一途径的可能后果。决策者应创造性地扩展思路,既要充分发挥经验知识的作用,又要充分发挥人的想象力和创造力,力图从新的角度、新的视野去看待决策问题,以期拟定新颖的决策方案。

3. 方案选择

方案选择是指对几种可行备选方案进行评价比较和选择,形成一个最佳行动方案的过程。在评价分析中,要根据预定的决策目标和所建立的价值标准,确定方案的评价要素、评价标准和评价方法,有时还要作一些敏感性分析。此外,在选择方案时,除备选方案原型以外,也可以是某一方案的修正方案或综合几个备选方案而得出的新方案。在条件允许的情况下,评价过程应尽可能进行典型试验或运用计算机对有关方案进行模拟试验。

4. 方案实施

方案确定后,就应当组织人力、物力及财力等各类资源,实施决策方案。在决策实施过程中,决策机构必须加强监督,及时将实施过程的信息反馈给决策制定者,当发现偏差时,应及时采取措施予以纠正。如果决策实施情况出乎意料,或者环境状态发生重大变化,应暂停决策实施,重新审查决策目标及决策方案,通过修正目标或者更换决策方案来适应客观形势的变化。决策方案的实施过程应具有灵活机动性,完整的决策过程如图 7-1 所示。

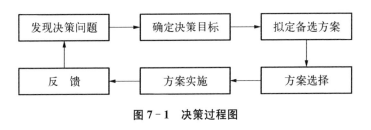

图 7-1 决策过程图

执行决策过程中,搜集决策信息伴随着决策过程的每一步。决策信息包括决策系统内、外的信息,如有关决策主体信息、决策主体需求信息、实现目标可能性信息、决策对象信息及决策环境信息等。信息作为现代社会的重要资源,是决策的基础,没有信息,就无法进行决策或者只能做出盲目的决策。需特别注意的是,搜集决策信息需要花费大量的成本,包括人力耗费、财力耗费乃至决策方案更改的机会成本等。图 7-2 描述了资料搜集的成本和效益之间的关系。可以看出,搜集信息的时间越长,搜集信息所需的成本越高。在开始搜集信息时,搜集到的额外信息会使决策效益递增,但随着时间的推移,信息搜集的边际效益递减甚至可能延误决策时机,从而导致信息搜集的成本大大高于信息所能带来的收益。如此,决策者将从信息搜集获益转变为得不偿失。而且,信息搜集得再全面深入,也难以完全消除决策的不确定性。因此,决策者需适时作出有效决策,即便仍有很多信息尚未搜集完全。决策中应分清决策问题的相对重要程度,对重要程度较低的问题可采用简单方法决策,而对于重要程度较高的问题,则应在收集到一定信息之后,选择出最合适的决策方案。

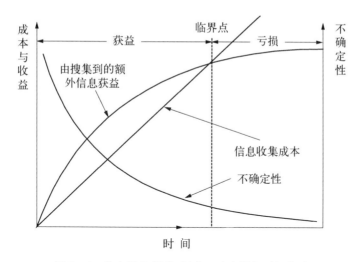

图 7-2　信息搜集损益、风险不确定性与时间曲线

四、决策的公理和原则

（一）决策的公理

决策的公理是所有决策者都能接受或承认的基本原理,它们是众多决策者长期决策实践经验的总结。决策的公理有两个基本点:① 决策者通常对自然状态出现的可能性有一个大致的估计,即存在着"主观概率";② 决策者对于每一个行动方案的结果根据自己的兴趣、爱好等价值标准有自己的评价,这个评价叫做行动方案的"效用",决策者若认为方案一优于方案二,那必定由于方案一的效用值大于方案二。决策理论有以下公理。

1. 方案的优劣可比较和判别

决策者对于给出的两个方案能够判别确认出其相对的优劣性,如方案一优于方案二,或者方案二优于方案一,或者两者没有区别。同时,如果决策者确认方案一优于方案二,方案二优于方案三,则他还必须确认方案一优于方案三。换言之,方案间的优劣次序是不能相互循环的。

2. 方案必须具有独立存在的价值

假定有三个方案,其在各种自然状态下的损益情况如表 7-1 所示。在甲、乙两种状态下,方案二都劣于方案一,此时的方案二为劣势方案,不具有独立存在的价值,应当予以摒弃。而方案一和方案三相比,在甲状态下,方案一优于方案三,但在乙状态,方案一劣于方案三。因此,这两个方案都有独立存在的价值,至于方案一和方案三孰优孰劣,正是决策分析的任务。

表 7-1　方案的损益值(元)

方案	自然状态下的损益值	
	甲状态	乙状态
一	1 000	−200
二	850	−300
三	500	100

3. 结果不同的方案间才需要比较

假定有两个方案,其各自损益情况如表 7-2 所示。甲状态情况下,方案一和方案二的损益值相同,故甲状态可以不予考虑,只需要在乙状态和丙状态下,分别比较方案一和方案二的损益情况即可。

表 7-2　两种方案的损益值(元)

方案	自然状态下的损益值		
	甲状态	乙状态	丙状态
一	50	−100	300
二	50	150	100

4. 主观概率和方案结果之间不存在联系

即决策者估计某种状态出现的主观概率不受方案结果影响,应只与决策者主观上对自然状态发展趋势的乐观程度有关。例如,一名院长估计医院某月盈利的概率是 0.6,亏损的概率是 0.4。如果盈利可创收 100 万元,亏损则将损失 30 万元。假如经过重新核算,盈利可创收 90 万元,而亏损将损失 35 万元。此时该院长估计的某月医院盈利或亏损的发生概率应保持不变,即医院盈利的概率仍是 0.6,而亏损的概率仍是 0.4。

5. 效用的等同性和可替代性

若干不同决策方案的可能结果虽不同,但其实际效用却可能是等同的。决策者需能认识到不同方案间可能具有的效用等同性,而具有相等效用的方案是可以相互替代的。例如,假如执行方案一有 0.5 的概率可以得到 1 000 元,但也有 0.5 的概率损失 200 元,而执行方案二能得到 400 元的概率为 1,即方案二的确定收益等于方案一的期望收益（0.5×1 000－0.5×200＝400 元）。此时若决策者认定上述两个方案的实际效用相等，则其也应认定方案一和方案二可相互替代。

（二）决策的原则

决策过程中一般需注意并遵循以下三条原则。

1. 可行性原则

即决策选择的方案需首先具备现实可行性。实施决策方案并取得预期效果才是决策的根本目的，故提供给决策者选择的方案在技术、经济、资源条件、社会效益等方面应具有可行性。对于卫生管理决策来说，提供决策选择的方案都需考虑卫生服务机构在主观、客观、技术、经济等方面是否具备现实实施的条件。如果某方面实施条件尚不具备，则需考虑能否创造条件使之具备。切实可施行的方案，才有可供决策选择的意义。

2. 经济性原则

即决策选定的方案应具有较明显的经济层面的优势。和其他方案相比，实施该方案应更能获得经济收益或能避免更大的损失风险。

3. 合理性原则

即某些情况下，决策选定的方案更应符合令人满意的合理性准则。经济最优并不总是评价决策方案最重要的，甚至是唯一的标准。很多其他诸如社会、政治、心理、行为等方面的因素也对事物的发展变化及预期效用产生重要的影响作用。这就要求在选择决策方案时，不能只片面寻求经济上"最优"的方案，还要全面考量各选择方案其他方面的效用，以综合选定出能使相关涉及人群最满意的方案。

第二节 确定型和不确定型决策

决策分析中常采用如表 7－3 所示的决策表表达决策模型的基本结构。其中，D_i 表示决策者可以控制的因素，称为决策方案；S_j 表示决策者不可以控制的因素，称为自然状态；P_j 表示概率，是各状态出现的概率（可以是客观的，也可以是主观的），$P_j = P(S_j)$；r_{ij} 表示损益值，是 D_i 和 S_j 的函数，$r_{ij} = V(D_i, S_j)$。下面将基于该决策表结构，分别介绍确定型决策和不确定型决策。

表 7-3　一般决策模型的决策表

损益值 r_{ij}		自然状态 S_j/概率 P_j				
		S_1	...	S_j	...	S_n
		P_1	...	P_j	...	P_n
决策方案	D_1	r_{11}	...	r_{1j}	...	r_{1n}
	$\vdots$	$\vdots$	$\vdots$	$\vdots$	$\vdots$	$\vdots$
	D_i	r_{i1}	...	r_{ij}	...	r_{in}
	$\vdots$	$\vdots$	$\vdots$	$\vdots$	$\vdots$	$\vdots$
	D_m	r_{m1}	...	r_{mj}	...	r_{mn}

一、确定型决策

确定型决策是指未来的情况已知,可按既定目标和评价准则选定已确定的可选方案的决策。确定型决策问题一般具有以下几个条件:

一是具有决策者希望的一个明确目标(收益最大或者损失最小)。

二是只有一个确定的自然状态。

三是具有两个或两个以上的决策方案。

四是可计算出不同决策方案在确定自然状态下的损益值。

确定型决策的模型决策表见表 7-4。

表 7-4　确定型决策模型的决策表

损益值 r_{ij}		自然状态 S/概率 P	$\max\limits_{1\leqslant i\leqslant m}\{r_{i1}\}$
		S_i	
		$P_i = 1$	
决策方案	D_1	r_{11}	
	$\vdots$	$\vdots$	
	D_i	r_{i1}	
	$\vdots$	$\vdots$	
	D_m	r_{m1}	

$$V(D_{i*}) = \max_{1\leqslant i\leqslant m}\{r_{i1}\}$$

确定型决策看似简单,但在实际工作中当可选择的方案很多时,往往十分复杂。比如某医疗器械有 m 个产地和 n 个销地时,寻求总运费最小的运输问题就是这样的一类问题,必须借助于计算机才能解决。

二、不确定型决策

不确定型决策是指在只知道有几种自然状态可能发生,但这些状态发生的概率是未知时所做的决策。不确定型决策一般应满足以下条件:

一是具有决策者希望的一个明确目标(收益最大或者损失最小);

二是具有两个或两个以上的决策方案;

三是具有两种或两种以上不以决策者的意志为转移的自然状态,但各种自然状态发生的概率无法确定;

四是可计算出不同决策方案在各自然状态下的损益值。

由于不确定型决策是用于各种可行方案出现的后果无法预计的情况,一般由决策者凭经验并结合一定的准则做出决策。因此,不同决策人其经验不同,采取的决策准则可能不同。常用的决策准则有乐观准则、悲观准则、折中准则、等可能准则和遗憾准则。

因为各种自然状态发生的概率无法确定,故决策表中无概率项,不确定型决策的决策表见表 7-5。

表 7-5　不确定型决策模型的决策表

损益值 r_{ij}		自然状态 S_j				
		S_1	···	S_j	···	S_n
决策方案	D_1	r_{11}	···	r_{1j}	···	r_{1n}
	$\vdots$	$\vdots$	$\vdots$	$\vdots$	$\vdots$	$\vdots$
	D_i	r_{i1}	···	r_{ij}	···	r_{in}
	$\vdots$	$\vdots$	$\vdots$	$\vdots$	$\vdots$	$\vdots$
	D_m	r_{m1}	···	r_{mj}	···	r_{mn}

(一)乐观准则

乐观准则也称为最大最大准则(max-max criterion)。这种决策准则的出发点是假定决策者对未来的结果持乐观的态度,总是假设出现对自己最有利的状态。

持这种准则思想的决策者对事物总抱有乐观和冒险的态度,决不放弃任何获得最好结果的机会,争取以好中之好的态度来选择决策方案。决策者在决策表中从各个方案对各个状态的结果中选出最大者,记在表的最右列,再从该列中选出最大者。记

$$V(D_i) = \max_{1 \leqslant j \leqslant n} \{r_{ij}\} \quad (i = 1, \cdots, m)$$

则最优方案 A_i 应满足

$$V(D_{i*}) = \max_{1 \leqslant i \leqslant m} V(D_i) = \max_{1 \leqslant i \leqslant m} \max_{1 \leqslant j \leqslant n} \{r_{ij}\}$$

乐观准则的决策表见表 7 - 6,$D_1 \sim D_5$ 表示决策方案,$S_1 \sim S_4$ 表示四种自然状态,表中数字表示此五种决策方案在四种自然状态下的损益值。

表 7 - 6　运用乐观准则的决策表

方　案	自　然　状　态				$\max\limits_{1 \leqslant j \leqslant 4} \{r_{ij}\}$
	S_1	S_2	S_3	S_4	
D_1	4	4	8	6	8
D_2	2	4	6	9	[9]
D_3	5	7	3	5	7
D_4	3	5	6	6	6
D_5	3	5	4	5	5

$V(D_1) = \max\{4, 5, 8, 7\} = 8$　$V(D_2) = \max\{2, 4, 6, 9\} = 9$

$V(D_3) = \max\{5, 7, 3, 5\} = 7$　$V(D_4) = \max\{3, 5, 6, 6\} = 6$

$V(D_5) = \max\{3, 5, 4, 5\} = 5$

所以 $V(D_2) = \max\{8, 9, 7, 6, 5\} = 9$,由乐观准则可知,$D_2$ 为最优方案。

(二)悲观准则

悲观准则也称为瓦尔德决策准则(Wald decision criterion),同时也叫做最大最小准则(max-min criterion)。这种决策方法的基本思想是假定决策者从每一个决策方案可能出现的最差结果出发,且最佳选择是从最不利的结果中选择最有利的结果。持这种决策思想的决策者对事物抱有悲观和保守的态度,在各种最坏的可能结果中选择最好的。决策时从决策表中各方案对各个状态的结果中选出最小者,

记在表的最右列,再从该列中选出最大者,记

$$V(D_i) = \min_{1 \leqslant j \leqslant n} \{r_{ij}\} \quad (i = 1, \cdots, m)$$

则最优方案 D_{i*} 应满足

$$V(D_{i*}) = \max_{1 \leqslant i \leqslant m} V(D_i) = \max_{1 \leqslant i \leqslant m} \min_{1 \leqslant j \leqslant n} \{r_{ij}\}$$

悲观准则的决策表见表 7-7,$D_1 \sim D_5$ 表示决策方案,$S_1 \sim S_4$ 表示四种自然状态,表中数字表示此五种决策方案在四种自然状态下的损益值。

表 7-7　运用悲观准则的决策表

方　案	状　态				$\min\limits_{1 \leqslant j \leqslant 4} \{r_{ij}\}$
	S_1	S_2	S_3	S_4	
D_1	4	4	8	6	[4]
D_2	2	4	6	9	2
D_3	5	7	3	5	3
D_4	3	5	6	6	3
D_5	3	5	4	5	3

因为 $V(D_1) = \max\limits_{1 \leqslant i \leqslant 5} \min\limits_{1 \leqslant j \leqslant 4} \{r_{ij}\} = \max\{4, 2, 3, 3, 3\} = 4$,由悲观准则可知,$D_1$ 为最优方案。

（三）折中准则

折中准则也称为赫尔威斯准则(Harwicz decision criterion)。折中准则是介于悲观准则和乐观准则之间的一个准则,其特点是对客观状态的估计既不完全乐观,也不完全悲观,而是采用一个折中系数 α 来反映决策者对状态估计的乐观(悲观)程度。持这种决策思想的决策者对事物既不乐观冒险,也不悲观保守,而是折中平衡一下。具体计算方法是:取 $\alpha \in [0, 1]$,令

$$V(D_i) = \alpha \max_{1 \leqslant j \leqslant n} \{r_{ij}\} + (1 - \alpha) \min_{1 \leqslant j \leqslant n} \{r_{ij}\} \quad (i = 1, \cdots, m)$$

然后,从 $V(D_i)$ 中选择最大者为最优方案,即

$$V(D_{i*}) = \max_{1 \leqslant i \leqslant m} [\alpha \max_{1 \leqslant j \leqslant n} \{r_{ij}\} + (1 - \alpha) \min_{1 \leqslant j \leqslant n} \{r_{ij}\}]$$

显然,当 $\alpha = 1$ 时,即为乐观准则的结果;当 $\alpha = 0$ 时,即为悲观准则的结果。

取 $\alpha = 0.7$，则 $1 - \alpha = 0.3$，根据折中准则，结合表 7-6 和表 7-7 中计算结果，此时

$$V(D_1) = 0.7 \times 8 + 0.3 \times 4 = 6.8 \quad V(D_2) = 0.7 \times 9 + 0.3 \times 2 = 6.9$$

$$V(D_3) = 0.7 \times 7 + 0.3 \times 3 = 5.8 \quad V(D_4) = 0.7 \times 6 + 0.3 \times 3 = 5.1$$

$$V(D_5) = 0.7 \times 5 + 0.3 \times 3 = 4.4$$

可知，最优方案为 D_2。

当 α 取不同值时，反映决策者对客观状态估计的乐观程度不同，因而决策的结果也就不同。一般当条件比较乐观时，α 取得大些；反之，α 应取得小些。

（四）等可能准则

等可能准则也称为拉普拉斯准则（Laplace criterion）。这种准则的思想在于将各种可能出现的状态"一视同仁"，即认为它们出现的可能性都是相等的，均为 $\frac{1}{n}$（设有 n 个状态）。然后，再按照期望收益最大的原则选择最优方案。Laplace 准则是由 19 世纪数学家 Laplace 提出。他认为，当决策者无法事先确定每个自然状态出现的概率时，就可以把每个自然状态出现的概率定为 $\frac{1}{n}$，n 为自然状态数，然后按照最大期望值准则决策。

仍以上述例子来说明，根据等可能准则有：

$$u(D_1) = \frac{1}{4} \times (4 + 4 + 8 + 6) = 5.50 \quad u(D_2) = \frac{1}{4} \times (2 + 4 + 6 + 9) = 5.25$$

$$u(D_3) = \frac{1}{4} \times (5 + 7 + 3 + 5) = 5.00 \quad u(D_4) = \frac{1}{4} \times (3 + 5 + 6 + 6) = 5.00$$

$$u(D_5) = \frac{1}{4} \times (3 + 5 + 4 + 5) = 4.25$$

由 $u(D_1) = \max\limits_{1 \leqslant i \leqslant 5} u(D_i) = 5.50$，可知最优方案为 D_1。

（五）遗憾准则

遗憾准则也称为萨维奇决策准则（Savage criterion），也称为最小最大准则（min-max criterion）。在决策过程中，当某一种状态可能出现时，决策者必然要选择收益最大的方案。但如果决策者出于决策失误而没有选择使收益最大的方案，则会感到遗憾或后悔。遗憾准则的基本思想就在于尽量减少决策后的遗憾，使决

策者不后悔或少后悔。具体计算时,首先要根据收益矩阵算出决策者的"后悔矩阵",该矩阵的元素 s_{ij}(称为后悔值)的计算公式为:

$$s_{ij} = \max_{1 \leqslant i \leqslant m} \{r_{ij}\} - r_{ij} \quad (i=1,\cdots,m;\ j=1,\cdots,n)$$

然后,记

$$V(D_i) = \max_{1 \leqslant j \leqslant n} \{s_{ij}\} \quad (j=1,\cdots,n)$$

所选的最优方案应使

$$V(D_{i*}) = \min_{1 \leqslant i \leqslant m} V(D_i) = \min_{1 \leqslant i \leqslant m} \max_{1 \leqslant j \leqslant n} \{s_{ij}\}$$

仍以上述为例,计算出的后悔矩阵如表 7-8 所示,最优方案为 D_1、D_2 和 D_4。

表 7-8　后悔矩阵

方　案	状　态				$\max\limits_{1 \leqslant j \leqslant 4} \{s_{ij}\}$
	S_1	S_2	S_3	S_4	
D_1	1	3	0	3	3
D_2	3	3	2	0	3
D_3	0	0	5	4	5
D_4	2	2	2	3	3
D_5	2	2	4	4	4

综上所述,根据不同决策准则得到的结果并不完全一致,处理实际问题时可同时采用几个准则来进行分析和比较。到底采用哪个方案,需视具体情况和决策者对自然状态所持的态度而定。表 7-9 给出了对上述例子利用不同准则进行决策分析的结果,一般来说,在五类决策准则下,被选中多的方案应予以优先考虑。

表 7-9　各种不确定决策准则决策结果汇总

准　则	决　策　方　案				
	D_1	D_2	D_3	D_4	D_5
乐观准则		√			
悲观准则	√				
折中准则($\alpha=0.7$)		√			
等可能准则	√				
遗憾准则	√	√		√	

第三节 风险型决策

风险型决策是指根据各种事件可能发生的先验概率,采用期望效果最好的方案作为最优方案,而先验概率即是根据过去经验或主观判断而形成的对各自然状态发生概率的预测值。此种决策常具有一定的风险性。例如,医院计划购买一台大型仪器,若购买后达到预期的使用人次数,则一年可盈利 140 万元;若未达到预期使用人次数,则一年将损失 120 万元;而不购买这台仪器,则每年因使用别的医院的仪器会损失 20 万元。据预测估计,达到预期使用人次数的概率(先验概率)是0.6,而达不到预期使用人次数的概率则为 0.4。医院管理者所面临的决策风险是,若购买仪器但实际使用量不够多,将蒙受损失;而若不自购仪器,则需租用其他医院的仪器以满足客观业务需求,如此也会蒙受损失。又如,某药店进一批感冒药,如果今年流感的流行趋势与去年类似,则该批药品将为该药店创造一定的效益;但若今年流感的流行趋势弱于去年,则该批药品将会带来因药品积压、自然损耗等原因导致损失。上述两个例子都属于风险决策的问题,决策者采用任何一种行动方案,都会遇到两个或两个以上自然状态所引起的不同结果,故无论选择哪种行动方案都需承担一定的不利风险。

风险型决策通常采用以期望值为标准的决策方法完成决策,此外也可采用以等概率(合理性)为标准的决策方法和以最大可能性为标准的决策方法。

一、以期望值为标准的决策方法

利用各种状态出现的概率,分别计算出每个方案的期望损益值,选择其中期望收益值最大(或期望损失值最小)的方案作为最优方案,这就是以期望值为标准的决策方法。

在某一确定情况下,根据不同状态可能出现的概率,期望损益值的计算公式为

$$E(d_i) = \sum_{j=1}^{m} x_{ij} P(\theta_j)$$

式中,$E(d_i)$ 表示第 i 个方案的期望值,x_{ij} 表示第 i 个方案出现第 j 种状态时的损益值,$P(\theta_j)$ 表示第 j 种状态发生的概率,总共可能出现 m 种状态。以损益期望值为标准的决策方法核心即是,以事件状态的发生概率为权重求得各个方案损益值的加权均数,也即不同方案的损益期望值,选择损益期望值取值最大的方案作

为最优方案。

由于期望值是在大量的重复试验中产生的平均值,因此以期望值为标准的决策方法一般只适用于下列几种情况:一是概率的出现具有明显的客观性质,而且也比较稳定;二是决策不是解决一次性问题,而是解决多次重复性的问题;三是决策的结果不会给决策者带来严重的后果。如果不符合这些情况,期望值标准就不适用,需要采用其他标准。

例如,某家医院的检验科引入了一项新的检验技术,准备在临床中推广应用。该科室可选择自行完成该检验技术的全部过程,如此可以节约成本;或者选择引进现成的技术方案,如此既可以提高功效,也可以减少试验误差。若该科室自行完成该项技术,一年内的固定成本为 120 000 元,可变成本为需消耗的试剂盒,每个 6元。若选择引进现成的技术方案,则有三种可选择方案:一是租用其他医院的设备,可将每年固定成本降到 40 000 元,但是每个试剂盒的成本提高到 10 元;二是由国外厂家提供检验设备和试剂,医院为此每年支付 64 000 元信息和技术管理费,试剂盒的成本为每个 8 元;最后一种是直接购进全套设备,固定成本需要 200 000 万元,每个试剂盒的成本降为 4 元。不同方案所需要的固定成本和每个试剂盒的可变成本如表 7 - 10 所示。

表 7 - 10　不同方案的成本情况（元）

	自行完成	租用设备	厂家提供	自购设备
固定成本	120 000	40 000	64 000	200 000
试剂盒可变成本	6	10	8	4

假设在试推广的一年中,每次检查定价为 20 元。该科室根据既往经验预测,试推广期间的检测业务量可能有很多(30 000 人次)、中等(20 000 人)、很少(5 000人)三种状态,发生概率估计值分别为 0.2、0.7、0.1。现要求为该科室从四种潜在方案中决策选出最合适的方案。

假设采用以期望值为标准的决策方法,该决策问题可按如下步骤求解:

(1)确定决策目标。本案例决策目标是选择最合适的方案以使该科室的创收最多。

(2)计算损益值。表 7 - 11 展示了四种待选方案在三种可能检测业务量状态下的损益情况。例如,采用厂家提供检验设备和试剂的方案,当检测业务量为中等时,该方案损益值为:

$$总收入 - 固定成本 - 总可变成本$$
$$= 20 \times 20\,000 - 64\,000 - 8 \times 20\,000$$
$$= 176\,000(元)$$

表 7-11 四种不同决策方案的损益情况（万元）

	检 测 业 务 量		
	30 000	20 000	5 000
自行完成	30.0	16.0	−5.0
租用设备	26.0	16.0	1.0
厂家提供	29.6	17.6	−0.4
自购设备	28.0	12.0	−12.0

（3）初步审查损益表，剔除明显不合理的地方以简化决策分析。例如，由表7-11可知，无论检测业务量处于何种状态，"厂家提供"方案的损益值都高于"自购设备"方案，即无论三种状态中出现哪一个，前者的损益值都要高于后者，也即前者相对于后者是优势方案，而后者称为劣方案。劣方案不具有独立存在的价值，应予以摒弃，故可将"自购设备"方案从表7-11中剔除，再继续评估比较其余的三种方案。

（4）估计先验概率。该科室根据既往经验预测，检测业务量为"很多"的概率约为0.2，"中等"的概率约为0.7，"很少"的概率约为0.1，概率之和为1。

（5）计算损益的期望值。根据上述预估概率计算不同方案的损益期望值：

$$E(自行完成) = \Sigma x_{ij}P(\theta_j) = 30.0 \times 0.2 + 16.0 \times 0.7 + (-5.0) \times 0.1 = 16.7(万元)$$

$$E(租用设备) = \Sigma x_{ij}P(\theta_j) = 26.0 \times 0.2 + 16.0 \times 0.7 + 1 \times 0.1 = 16.5(万元)$$

$$E(厂家提供) = \Sigma x_{ij}P(\theta_j) = 29.6 \times 0.2 + 17.6 \times 0.7 + (-0.4) \times 0.1 = 18.2(万元)$$

（6）作出最优决策。由上步计算结果可看出，"厂家提供"方案的期望收益最高。基于效益最大化的期望标准，该方案为最优方案。

在风险决策中，有时难以预测出各种自然状态出现的概率。此时也可以考虑采用以等概率为标准的决策方法，即假定几种自然状态的概率相等，也即假设各自然状态发生概率 $P = \dfrac{1}{n}$，n 表示自然状态的种类数。如此即可求出各方案的期望损益值，并选择收益值最大的方案作为最优决策方案。

若以等概率为标准,上述案例中三种检测技术引入方案的期望收益即变为:

$$E(自行完成) = 1/3 \times (30.0 + 16.0 - 5.0) = 13.667(万元)$$

$$E(租用设备) = 1/3 \times (26.0 + 16.0 + 1) = 14.333(万元)$$

$$E(厂家提供) = 1/3 \times (29.6 + 17.6 - 0.4) = 15.600(万元)$$

故"厂家提供"方案的期望收益值仍最大,与以期望值为标准的决策方法得到的结论相同,"厂家提供"方案仍是最优决策方案。

以等概率为标准的决策方法适用各种自然状态出现概率无法得到的情况。但需要注意的是,此种方法的等概率假定在医疗卫生管理实践决策中不一定成立,使用该决策标准前应充分考虑等概率假定在所面临决策问题中的合理性。

二、以最大可能性为标准的决策方法

最大可能性准则是指当决策面对的各种可能自然状态出现的概率相差较大时,若有一种自然状态的概率明显高于其他状态的概率,则可在决策中忽略其他发生概率较小的自然状态,而根据在此种最大概率自然状态下的各备选方案损益值做出决策。以最大可能性为标准的决策方法适用于各种自然状态中某一种状态的概率显著地高于其他状态所出现的概率,而期望值又相差不大的情况。如果状态比较多,而且概率相差不太显著,不同方案的期望收益又相差较大时,采用最大可能性标准就不一定能取得好的效果。

例如,某社会医疗保险部门,经过调查发现居民的医疗消费呈逐年增加的趋势,考虑调整现有医疗保险方案标准,以提高医疗保险基金的筹资水平,改善医疗保险偿付结构。而医疗消费增加趋势可能出现两种自然状态:一种是未超出该社会医疗保险部门的预测趋势,一种是超出了该医疗保险部门的预测趋势,其概率分别为 0.3 和 0.7。各方案在不同自然状态下的损益值如表 7 - 12 所示:

表 7 - 12　医疗保险计划损益表 (万元)

医疗费用增长状态	概　率	方　案　损　益　值	
		调整现有标准	维持现有标准
未超出预测范围	0.3	8 000	5 000
超出预测范围	0.7	−2 000	−1 000
期望值	—	1 000	800

采用期望值为标准的决策方法,两方案的期望损益计算如下:

$$E(调整现有标准) = 0.3 \times 8\,000 - 0.7 \times 2\,000 = 1\,000(万元)$$

$$E(维持现有标准) = 0.3 \times 5\,000 - 0.7 \times 1\,000 = 800(万元)$$

故按期望值标准,调整现有标准这一方案可获得较维持现有标准高出约 200 万元的期望收益,高出的期望收益并不非常显著。此外,考虑到"医疗费用增长超出预测范围"的概率高达 0.7,即两种方案均很可能实际产生较大的负收益。而一旦医疗费用增长超出预测范围,调整现有标准的方案比维持现有标准的方案将多出约 1\,000 万元的损失。故此时可考虑采用最大可能性为标准的决策方法,即只考虑发生概率较大的自然状态(医疗费用增长超出预测范围),此时维持现有标准的方案的损失值明显小于调整现有标准的方案,故考虑选择维持现有医疗保险方案标准为最优方案。

三、基于效用的决策方法

以期望损益值作为决策的标准有时不尽合理也不符合实际。这是因为决策是由人做出的,决策者的经验、才智、胆识和判断力等主观因素,均会对决策产生重要影响。有人认为,如果完全以期望值的大小作为决策标准,会把决策过程变成机械地计算期望损益值的过程,从而把决策者的主观作用排除在外,这不尽合理。此外,决策还受到一些特殊情况的影响。例如,有两种药品备货方案,方案甲有 0.5 的概率获利 4\,000 元,有 0.5 的概率蒙受 2\,000 元的损失;方案乙有 100% 的概率获利 500 元。尽管方案甲的期望利润值 $=0.5 \times 4\,000 + 0.5 \times (-2\,000) = 1\,000$ 元,是方案乙获利 500 元的两倍,但很多人却宁愿选择方案乙,因为方案乙能获得 500 元的确定收益,且可避免发生概率高达 50% 的 2\,000 元损失风险。此时决策者对风险的态度对决策起了重要的作用。

一般来说,当某决策事件需重复多次,或风险损失数值较小时,决策者的选择偏好会与期望损益值大体一致。但当某决策事件只进行一次,且存在较大风险时,决策者的选择偏好往往会与期望损益值之间存在较大差异。而不同决策者的个人性格、既往经历、风险偏好等往往不同,故其面对相同期望损益值的态度也不尽相同,即使是同一决策者,在不同时间和条件下,对相同机会的反应也不相同。而基于效用的决策方法即可将决策者此种对于方案损益的独特兴趣、偏好、感觉或反应引入到决策评价之中。

(一)效用的含义

决策者对于期望收益和损失的独特兴趣、偏好感受和反应,就称为效用,它是某人对某事价值的一种主观测度,反映了决策者对风险的态度。效用值则表示决策者对某种方案可能结果的偏好程度。

通常,将获得最好结果的效用值定为 1,最坏结果的效用值定为 0,最好和最坏结果的效用值确定后,再由决策者确定最好结果和最坏结果之间任意损益值所对应的效用值。效用值越大则其相对应的方案越可取;效用值越小,其对应方案则越不可取。如此即可结合各备选方案在不同自然状态下的发生概率,计算出各个方案的效用期望值,选择备选方案中效用期望值最大者作为最优方案。

（二）效用曲线

基于效用值选择方案时,常采用效用曲线来描述决策者对不同损益值的效用评价情况,以帮助进行方案比较和评价。该曲线用横坐标代表损益值,用纵坐标代表效用值,把决策者对风险态度的变化关系绘成一条曲线,此即为决策者的效用曲线,其实际反映了决策者对风险的态度和偏好,故又称偏好曲线。下面基于案例介绍如何通过一轮轮的心理调查,确定并绘制出效用曲线。

例如,某药店现有甲乙两种药品备货方案,甲方案有 0.5 的概率获利 4 000 元,有 0.5 的概率蒙受 2 000 元的损失;乙方案有 100% 的概率获利 500 元。两方案基本信息如图 7-3 所示,此时可设定,最好结果获利 4 000 元的效用值为 1,最坏结果损失 2 000 元的效用值为 0,则方案甲的期望效用值为 $0.5 \times 1.0 + 0.5 \times 0 = 0.5$。

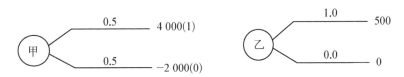

图 7-3 甲、乙两个可供选择的备药方案

假设此时,询问决策者后得知其更愿意接受乙方案。也即该决策者认为,虽然甲方案的期望收益比乙方案大,但其还是觉得乙方案的效用更高。此时假设乙方案的收益由 100% 可获得 500 元下降为有 100% 的概率获利 200 元,询问该决策者后得知其仍更愿意接受乙方案,也即其认为甲方案的效用还是低于 200 元。假设乙方案由收益 200 元变为损失 200 元,此时决策者更愿接受甲方案,也即说明这时甲方案的效用大于 -200 元的效用。经过几次询问,不断改变肯定能得到的损益值,最后总可以使决策者感到某一损益值与甲方案有相同的效用,也即此时决策者对两种方案具有同样的兴趣。假设最后当乙方案的损益值为 0 元,该决策者觉得其效用值与甲方案的期望效用值等效,也即该决策者认为损益 0 元的效用值是 0.5。随后,结合前述获取的效用值和损益值对应情况建立一个新的虚拟方案,如图 7 - 4(b)所示,即有 50% 的概率获利 4 000 元(即达到效用值 1),有 50% 的概率收益 0 元(即达到效用值 0.5),则该方案的期望损益值为 0.5×4 000+0.5×0 = 2 000 元,期望效用值为 0.5×1.0+0.5×0.5=0.75。重复上述询问过程,直到该决策者认为,某个一定能获得的损益值(如收益 1 600 元)方案与该虚拟方案的效用相当。如此即可确定损益值 1 600 元等同于效用值 0.75。随后再建立一个新的虚拟方案,如图 7 - 4(c)所示,即有 50% 的概率获利 0 元(即达到效用值 0.5),有 50% 的概率收益 -2 000 元(即达到效用值 0),则该方案的期望损益值为 0.5×0+0.5×(-2 000)=-1 000 元,期望效用值为 0.5×0.5+0.5×0=0.25。重复上述询问过程,直到该决策者认为某个一定能获得的损益值(如收益 -1 200 元)方案与该虚拟方案的效用相当。如此,即确定损益值 -1 200 元等同于效用值 0.25。

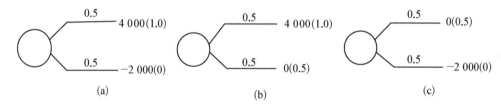

图 7 - 4 效用值确定示意图

综上,可得到(-2 000,0)、C(-1 200,0.25)、A(0,0.5)、B(1 600,0.75)、(4 000,1)五个损益值、效用值对应点,其中 A、B、C 三个点是通过上述的多轮询问,调查决策者主观偏好确定的损益值、效用值对应点。采用同样办法,即可以得到许许多多这样的点,把它们连接起来,就成为效用曲线,如图 7 - 5 所示。这条曲线实际定量表述了决策者对决策方案的效用偏好情况,依据该曲线,可以确定出各个可能损益值所对应的效用值,也可以反过来找出各个效用值所对应的损益值。根据该曲线即可计算确定,各个备选方案获取不同损益值下的效用值,再结合方案的发生概率计算出各个备选方案的期望效用值,选取其中能获得最大期望效用值的方案作为最优决策方案,此方法及操作过程即为基于效用的决策。

(三)效用曲线的类型

效用曲线一般有如图 7 - 6 所示的三种类型,从效用曲线在不同损益值下的变化趋势可看出其所对应不同类型决策者的决策偏好。

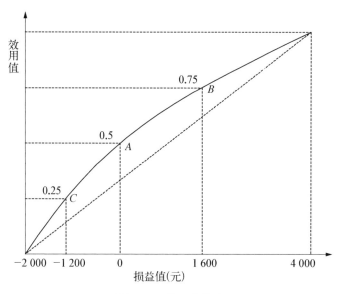

图 7‐5　效用曲线图

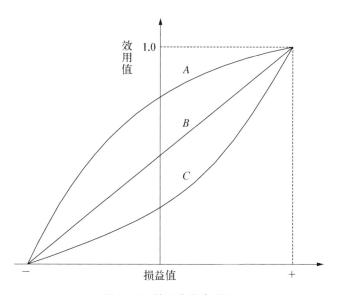

图 7‐6　效用曲线类型图

曲线 A 的形态随着损益值的增大逐渐变得越来越平缓,代表决策者对于能获取的收益反应比较迟缓,而对可能发生的损失比较敏感,是一种较谨慎小心,愿意为压缩风险、确保基础获益而放弃高收益机会的保守型决策者。

曲线 B 的形态未随效用值的变化而出现明显的变化趋势改变,其代表的是一种中间型的决策者。此类决策者对高收益没有特别激进的追求,对损失也不是特别敏感,没有十分显著的风险、收益喜恶和偏好。对于此类决策者,一般仅用期望损益值作为方案决策选定的标准即可进行决策了,不需要利用效用曲线。

曲线 C 的形态随着损益值的增大而逐渐变得越来越陡峭,代表决策者对损失的反应相对较迟缓,而对能获取的收益比较敏感,是一种激进追求高收益而对风险并不太惧怕的进取型决策者。

大量研究证明,大多数决策者属于保守型决策者,其效用曲线形态类似于曲线 A,而其他两类决策者相对较少。

（四）效用曲线的应用

现通过一个实例说明效用曲线的应用方法。假设某医院拟投资新建一幢病房大楼,方案一是建设设施先进的现代化大楼,需要投资 3 000 万元;方案二是建设设施一般的大楼,需要投资 1 600 万元。建成后,大楼可稳定地使用 10 年。此段时间内,医院收益好的可能性是 0.7,收益不好的可能性是 0.3,则建设先进病房大楼的 10 年期望收益为：$(0.7 \times 1 000 - 0.3 \times 200) \times 10 - 3 000 = 3 400$ 万元;建设一般病房大楼的 10 年期望收益为：$(0.7 \times 400 + 0.3 \times 100) \times 10 - 1 600 = 1 500$ 万元。 两种方案实施后的年度损益值和期望损益值如表 7 - 13 所示,依据期望值最大原理,此时应选择建设先进病房大楼。

表 7 - 13　两种投资方案实施后的年度损益值和期望损益值

投 资 方 案	年 度 损 益 值		期望损益值（万元）
	收益好（$P_1 = 0.7$）	收益差（$P_2 = 0.3$）	
建设先进病房大楼	1 000	−200	3 400
建设一般病房大楼	400	100	1 500

现计划基于效用进行决策分析,首先可通过 10 年累计收益减去投建成本的方式计算出各方案的 10 年累计损益值：

建设先进病房大楼,收益好,损益值为 $1 000 \times 10 - 3 000 = 7 000$ 万元;

建设先进病房大楼,收益差,损益值为 $(-200 \times 10) - 3 000 = -5 000$ 万元。

建设一般病房大楼,收益好,损益值为 $400 \times 10 - 1 600 = 2 400$ 万元;

建设一般病房大楼,收益差,损益值为 $(100 \times 10) - 1 600 = -600$ 万元。

结合各方案的发生概率,即可得到如图 7 - 7 所示的该决策问题脉络图：

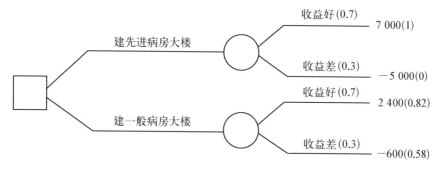

图7-7 决策方案脉络图

按照效用曲线的确定方法,首先将最大损益值7 000万元的效用值定为1.0,将最小损益值－5 000万元的效用值定为0,再通过多轮调查询问决策者,确定出若干个损益值及其所对应的效用值,如此即可画出该决策者的效用曲线,如图7-8所示。

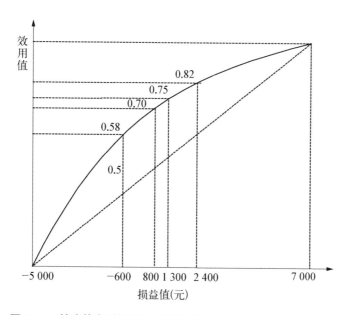

图7-8 某决策者对医院投资新建病房大楼决策问题的效用曲线

基于该效用曲线,即可确定该决策者在本决策问题中,其对各个可能损益值的效用值赋值情况:2 400万元损益值的效用值等于0.82,－600万元损益值的效用值等于0.58。如此,即可将不同方案及自然状态下对应的效用值标在图7-8上,此时即可用效用值代替原损益值来计算每一方案的期望效用值:

建设设施先进病房大楼的期望效用值是 $0.7 \times 1.0 + 0.3 \times 0 = 0.70$

建设设施一般病房大楼的期望效用值是 $0.7 \times 0.82 + 0.3 \times 0.58 = 0.75$

由此可见,建设设施一般病房大楼的期望效用值高于建设设施先进病房大楼。基于期望效用值进行决策时,应选择建设设施一般的病房大楼。图 7-8 所示的效用曲线形态接近于图 7-6 所示的曲线 A,也即表明该决策者的决策风险喜好偏保守,并不希望冒太大的风险。在本决策案例中,以最大期望值为标准决策时,应选择期望损益更大的建设设施先进病房大楼的方案。但于该决策者的风险偏好而言,当基于其效用偏好做决策时,更应基于其自身特点选择建设设施一般病房大楼的方案。

第四节　贝叶斯决策方法

风险型决策中各类方法的核心都是根据各种事件可能发生的概率计算期望值,以此进行决策选择。故事先准确确定各事件可能发生的概率是风险型决策最重要的任务,这类概率也称为先验概率。先验概率值可根据历史资料按特定方法进行估算,虽然也具有一定的科学性,但其终究是一种未经实践检验证实的概率值,也可能与实际情况间存在较大的差异,因此误导决策判断过程。为解决事先估计的先验概率可能与实际情况有较大差别的问题,我们常需通过科学实验、调查等方法手段,获得更为全面、准确的情报信息,再利用这些信息更新修正最初的先验概率,得到更为准确、可靠的后验概率,此即为贝叶斯方法的基本思想。

一、贝叶斯决策的概念和步骤

(一)贝叶斯决策的概念

贝叶斯决策是指通过贝叶斯定理修正先验概率求得后验概率,并基于得到的后验概率进行决策的决策方法。这里的先验概率是指根据历史资料或主观判断所确定但未经实验验证的概率。有时历史资料无法获得或数据不充分,此时只能凭借人们的主观经验来确定先验概率,如此凭借经验判断得到的先验概率被称为主观先验概率。而后验概率则是通过调查或其他方式获得了新的信息,并基于贝叶斯定理利用新获得的信息修正先验概率后得到的概率。由于后验概率实际融入了最新的信息,故一般比先验概率更为准确,更贴近实际情况。

（二）贝叶斯决策的步骤

在已获取先验概率的条件下，贝叶斯决策过程主要包括如下几个步骤。

1. 先验分析

指决策者根据各备选方案、各自然状态及其发生的先验概率，结合各备选方案在各种可能自然状态下的损益值，计算期望损益值并从备选方案中选出最佳决策方案的过程。先验分析在很多情况下都是必要的，尤其当人力、物力、财力及时间不允许更深入调查、搜集更详细信息时，决策者需采用先验分析尽快完成决策。而在贝叶斯决策中，先验分析也十分必要，它可以帮助决策者了解目前的决策条件和基础情况，决定是否需要进一步深入分析。

2. 预后验分析（pre-posterior analysis）

即研究决定是否需要搜集补充资料，并依据补充资料可能得到的结果决定下一步的最优策略。更深入调查、实验，获得更全面、准确的资料信息和样本可提高决策的准确性，但也需要付出一定的费用和代价，需综合考量获取额外信息的收益是否大于其潜在的成本。

3. 搜集补充资料

如果预后验分析的结果是值得进一步搜集补充材料，即应通过进一步的实验、调查等手段获取更多信息。

4. 后验分析

基于贝叶斯定理和搜集补充的材料，计算后验概率并计算出各方案的期望损益以进行决策分析。

二、贝叶斯定理

贝叶斯决策的核心方法是基于贝叶斯定理估计后验概率，贝叶斯定理是由英国数学家托马斯·贝叶斯（Thomas Bayes）首次提出，用来描述两个条件概率之间的关系，基于该定理可通过已知的概率计算未知的概率，其一般表达式如下：

$$P(A \mid B) = \frac{P(B \mid A) \times P(A)}{P(B)}$$

式中，事件 A 发生的概率（边际概率）是 $P(A)$，事件 B 发生的概率是 $P(B)$，事件 A 发生时事件 B 也发生的条件概率是 $P(B|A)$。基于该贝叶斯表达式即可推算出，B 发生时 A 也发生的概率 $P(A|B)$。贝叶斯定理对概率运算和风险决策有重大作用，在各类行业、领域中均获得了较为广泛的应用，下面通过一个案例介

绍贝叶斯定理及基于该定理的贝叶斯决策过程。

假定某地区 1% 的居民患上了某种疾病,以 A＝1 表示"有此病"的事件,用 A＝0 表示"无此病"的事件。由于此地区任何一个人患该病的可能性相等,故现从该地区全体居民中随机抽选一个人,则该人患此疾病的概率 $P(A=1)=0.01$,未患病的概率 $P(A=0)=0.99$,此类概率也即是先验概率,其含义是在获取、观察到任何经验信息之前预先了解的概率。

现有一种新型的诊断检测方法,可帮助诊断发现患有该病的病人,用事件 B＝1 表示诊断试验显示阳性,提示被检测对象患病;事件 B＝0 表示诊断试验显示阴性,提示被检测对象未患病。假设通过前期小样本实验得知,若某人确实患有该病 (A＝1),对其使用该诊断方法,检测显示阳性 (B＝1) 的概率是 0.97,即 $P(B=1/A=1)=0.97$;若某人未患有该病,对其使用该诊断方法,检测显示阳性的概率是 0.05,即 $P(B=1/A=0)=0.05$。此即为通过更深入调查、实验搜集到的新的信息概率。若对该地区所有人均使用该诊断试验,检测得到阳性结果的概率 $P(B=1)$ 即为"诊断检测呈阳性且实际患病 $(P(B=1/A=1))$"和"诊断检测呈阳性却实际未患病 $(P(B=1/A=0))$"的联合概率,使用概率乘法法则计算即可进一步得到:

$$\begin{aligned}
P(B=1) &= P(B=1 \mid A=1, B=1 \mid A=0) \\
&= P(B=1 \mid A=1)P(A=1) + P(B=1 \mid A=0)P(A=0) \\
&= 0.97 \times 0.01 + 0.05 \times 0.99 \\
&= 0.059\,2
\end{aligned}$$

如上即为通过更进一步实验、调查获得的新信息。此时,求问若某人诊断试验检测呈阳性,其实际患病的概率 $P(A=1 \mid B=1)$ 是多少? 这里的概率 $P(A=1 \mid B=1)$,即为了解到诊断试验检测结果新信息后拟寻求的后验概率。

根据前述贝叶斯定理公式和新获得的信息,即可对本地区患病先验概率 $P(A=1)=0.01$ 进行更新修正,得到后验概率 $P(A=1 \mid B=1)$ 如下:

$$P(A=1 \mid B=1) = \frac{P(B=1 \mid A=1) \times P(A=1)}{P(B=1)} = \frac{0.97 \times 0.01}{0.059\,2} = 0.16$$

也就是说,如果从该地区全体居民中随机抽选一个人,该人患病的先验概率是 0.01。但若此时了解到,该人的诊断试验检查结果显示阳性,则在有了"检查结果表明患病"的经验信息之后,我们就需要修正对此人患病概率的先验认知,即该人的患病概率实际为 0.16。

尽管后验概率 (0.16) 比先验概率 (0.01) 大 16 倍,但在诊断试验检测结果呈阳性的情况下,此人实际患病的概率仅为 0.16,仍较低,这也说明该诊断试验检测方法对更充分发现潜在患病人群的帮助较为有限。使用贝叶斯公式和后验信息计算后验概率的过程总结如表 7-14 所示。

表 7-14　贝叶斯后验概率的计算

事件 A (1)	先验概率 $P(A)$ (2)	条件概率 $P(B=1\|A)$ (3)	联合概率 $P(A, B=1)$ $=P(A)P(B=1\|A)$ $(4)=(2)\times(3)$	后验概率(修正概率) $P(A\|B=1)$ (5)
A=1(有病)	0.01	0.97	0.009 7	0.009 7/0.059 2=0.16
A=0(无病)	0.99	0.05	0.049 5	0.049 5/0.059 2=0.84
合　计	1.00	—	0.059 2($P(B=1)$)	1.00

表 7-14 中的第(1)栏给出了我们所关心的基本事件 A："有病"(A=1)和"无病"(A=0);第(2)栏显示了基本事件 A 的先验概率;第(3)栏是基本事件追加信息的条件概率,这种条件概率称为"似然性",在实例中它们分别是 $P(B=1|A=1)=P$(诊断试验表明有病|实际有病)和 $P(B=1|A=0)=P$(诊断试验表明有病|实际无病);第(4)栏给出了基本事件和补充信息的联合概率,这些联合概率的合计即是对该地区所有人均使用该诊断试验所得到的阳性结果概率 $P(B=1)$;联合概率除以 $P(B)$ 所得结果就是第(5)栏所示的后验概率(修正概率),第(5)栏所示的第一个概率(0.009 7/0.059 2=0.16)就是本例的贝叶斯定理计算结果。从中可以看出,贝叶斯定理实际是用经验数据给先验信息加权。

此例中,基本事件 A 只有两种可能的结果取值,如果其有更多可能的结果取值,前述贝叶斯公式的分母中就会相应地出现追加项。因此,我们可以对 n 个基本事件的贝叶斯定理作如下正式陈述。

假定存在一个完整且互斥的事件 A_i 的集合($i=1, 2, 3, \cdots, n$),事件 A_i 中的某一个事件的出现是另一个事件 B 发生的必要条件,概率 $P(A_i)$ 和 $P(B|A_i)$ 是已知的。当事件 B 发生时,事件 A_i 的后验概率可用贝叶斯定理表示为:

$$P(A_i \mid B) = \frac{P(A_i)P(B \mid A_i)}{P(A_1)P(B \mid A_1) + P(A_2)P(B \mid A_2) + \cdots + P(A_n)P(B \mid A_n)}$$

这一定理在决策问题的应用中,A_i 表示所观察到的 B 事件发生以前的事件。从这一点上说,我们可以把这一定理所解释的问题看作:假定事件 B 已发生,事件 A_i 先于事件 B 而发生的概率是多少,$P(A_i|B)$ 实际是事件 B 已被观察到之后推导出事件 A_i 发生的修正概率。

三、贝叶斯决策的应用

贝叶斯定理本质是一种基于新搜集到的信息修正主观先验概率的重要手段，目的是通过此种方法获得更接近于实际情况的概率信息（也即后验概率），帮助决策者更全面、充分、准确地了解目前的决策环境和条件，以做出更科学、准确的决策。贝叶斯决策应用主要包括以下两点内容：一是通过贝叶斯方法获得准确、可靠的后验概率，这也是贝叶斯决策不同于其他决策方法的最显著特点；二是基于后验概率评估比较各备选方案的有效性并选出最优的决策方案，本章第二、三节介绍的决策准则和方法在这里依然适用，可以用来帮助解决贝叶斯决策问题。

贝叶斯决策理论的实践表明，贝叶斯定理的应用是合理而富有成效的，在医疗卫生管理领域也有着较为广泛的应用。下面介绍一种典型的应用案例：

某医院考虑是否新引入一种"医疗技术能力测试"来帮助医院在时间有限的招聘选拔考核环节发现更可能达到"优秀"标准的新医生。过去经验表明，一般临床医生群体中有 65% 的人在实际工作中能够达到"优秀"的标准，其余 35% 的医生达到"合格"标准。经过进一步实验调查发现，符合"优秀"标准的医生在能力测试中有 80% 的概率取得 80 分，而符合"合格"标准的医生中，在能力测试中有 30% 的概率取得 80 分。假设一名新招聘来的医生在能力测试中取得了 80 分，试判断他可能是一名"优秀"医生的概率 $P(A=1|B=1)$ 是多少？

假设用 $A=1$ 代表该医生达到"优秀"标准，$A=0$ 代表该医生达到"合格"标准，$B=1$ 代表能力测试成绩达到 80 分。全部医生中，某位医生达到"优秀"标准的先验概率 $P(A=1)=0.65$，达到"合格"标准的先验概率 $P(A=0)=0.35$。经过进一步实验调查获得的后验信息显示，符合"优秀"标准的医生在能力测试中取得 80 分的概率 $P(B=1|A=1)=0.8$，符合"合格"标准的医生在能力测试中取得 80 分的概率 $P(B=1|A=0)=0.3$。

使用贝叶斯公式结合上述新搜集到的后验信息修正先验概率，可得到这名新医生可能是一名"优秀"医生的概率为：

$$P(A=1 \mid B=1)$$
$$= \frac{P(B=1 \mid A=1) \times P(A=1)}{P(B)}$$
$$= \frac{P(B=1 \mid A=1) \times P(A=1)}{P(B=1 \mid A=1) \times P(A=1) + P(B=1 \mid A=0) \times P(A=0)}$$
$$= \frac{0.65 \times 0.8}{0.8 \times 0.65 + 0.3 \times 0.35} = 0.83$$

　　也就是说如果一名应聘的新医生在医院组织的"医疗技术能力测试"中取得了80分以上的成绩,则该新医生在实际临床工作中能达到"优秀"标准的概率达到了83%。假如不进行能力测试,医院从所有医生中随机挑选一名,那么这名医生能达到"优秀"标准的概率只有65%,明显低于使用"医疗技术能力测试"考核筛选后的概率。由此可见,"医疗技术能力测试"对于选拔优秀医生有一定的参考价值,可以考虑引入到招聘选拔工作中,用于考核筛选应聘的新医生。

四、贝叶斯决策的优点及局限性

（一）贝叶斯决策的优点

　　贝叶斯决策方法作为一种在实践中已有较多使用的决策方法,具有如下几点显著优点:

　　（1）贝叶斯决策能充分地将先验概率和新获取的经验信息综合为更加可靠、有效的后验信息,故可提高决策的准确性。

　　（2）贝叶斯决策实际对调查结果的可靠性进行了数量化的评价,认为调查获得的结果具有一定程度的可靠性,更科学并符合实际,也可以帮助科学地评判是否仍需采集新的信息。

　　（3）贝叶斯决策可在决策实施过程中,根据最新的信息和情况,连续不断地使用,以不断修正后验概率,不断逼近实际情况,逐步完善决策,使之更加科学。

（二）贝叶斯决策的局限性

　　（1）贝叶斯决策需要的数据较多,分析计算也比较复杂。当实际决策问题的自然状态及潜在决策方案较多时,该问题尤其突出。对于连续型的贝叶斯决策,仅后验概率计算所涉及的计算量就已十分庞大。复杂的计算方法也大大提高了该类决策的使用门槛,在一定程度上影响了此类决策方法的推广与应用。

　　（2）贝叶斯决策过程需涉及较为广泛的实验、调查和信息采集过程,如此必然会花费许多人力、财力、物力,大大提高此类决策方法的使用成本,同时也可能延长决策过程,导致决策者无法适应快速变化的外部环境,从而错失最佳决策时机。

　　（3）贝叶斯决策中的条件概率确定往往需依赖主观概率的方法,同样的自然条件和选项不同人给出的主观概率可能差别很大,故容易使决策者不信任这些获取到的条件概率值及需基于这些概率值的决策方法,如此也在一定程度上妨碍了贝叶斯决策方法的推广使用。

第五节　多目标决策简介

卫生管理中的许多决策问题通常都不会只有一个目标,需要同时对多个目标予以考虑并尽可能地满足。例如,医院选择采购某种核磁共振仪时除了需考虑不同供应商的产品价格高低外,还需考虑其产品功能是否能恰当满足本院的业务需求、供应商的售后服务是否及时有效、产品的质量条件是否合乎要求等多个方面。当医院选取价格更优惠的核磁共振仪时势必需接纳此种核磁共振仪的功能可能有所减少或售后服务质量有所下降的缺陷,而当医院选取更有质量保证的品牌供应商时,则往往需要接受其更高的报价。不同决策目标间的矛盾性非常突出,且不同目标间的度量标准也不统一,此时医院需兼顾多维度决策目标的达成情况,以求得一项能使医院综合获益最大的采购方案。多目标决策能帮助决策者更系统、全面地考虑自身情况和各决策方案的特性,做出更适合自己的决策,但这也极大地增加了决策的难度,当需通盘考虑多个度量标准不一致且常常还相互矛盾的多个目标时,决策过程也将变得更为复杂和困难。

一、多目标决策的特点

当决策过程同时涉及两个或多个目标时,即称为多目标决策。多目标决策具有三个较明显的特点:

一是目标间没有统一的度量标准。如医院的经营经济效益与医院医德医风建设都是很重要的决策目标,经济效益可以用成本效益指标来衡量,而医院医德医风的评价则不能用成本效益指标来衡量。故不同目标往往具有不同的实际意义,需采用不同量纲、不同计量单位的指标来进行评价衡量。因此,不同的目标之间常常难以直接进行比较。

二是目标之间常相互矛盾。某一目标的改善往往会以牺牲其他目标为代价,如意图降低医院的环境维护开支,常需以牺牲部分医疗环境品质为代价;提高医院的诊疗条件势必会增加医院的运行成本。故往往难以同时满足所有目标,需在各个目标间寻找合适的平衡点,优先满足那些最重要的目标,而对其他重要性较低的目标可以予以适当舍弃。

三是决策者的个人偏好会较大程度影响决策结果。多个目标间往往缺乏统一的度量标准,且常相互矛盾,故当决策者面对此类多目标决策问题时常难以找出一个客观、定量的标准来确定各个目标间的相对重要性,并在各个目标间比较取舍。此时决策者对各个目标的主观态度及其风险效用偏好将极大地影响其决策过程和结果。

二、多目标决策的目标体系

多目标决策常用的目标体系主要分为以下三类：

一是单层目标体系，即各子目标之间并列且均隶属于同一个总目标之下，单层目标体系的形态如图 7 - 9 所示。

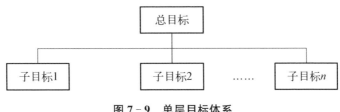

图 7 - 9 单层目标体系

二是树形多层目标体系，即目标体系如树木的枝杈般可由上到下分解为多个不同的层级，每个下层的子目标均隶属于唯一的一个上层目标，下层目标是对上层目标的具体说明，树形多层目标体系的形态如图 7 - 10 所示。

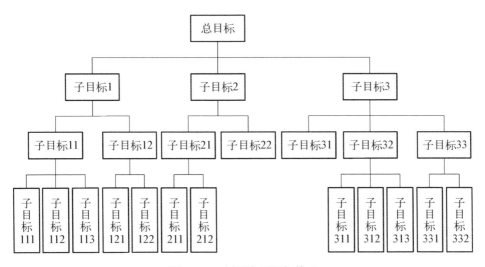

图 7 - 10 树形多层目标体系

三是网状多层目标体系，即目标体系存在多个层级，每个下层目标均隶属于一个或多个上层目标。该目标体系与树形多层目标体系间的显著区别在于，每个下层的子目标虽也需隶属于上层目标，但却不一定只隶属于唯一的一个上层目标。网状多层目标体系的形态如图 7 - 11 所示。

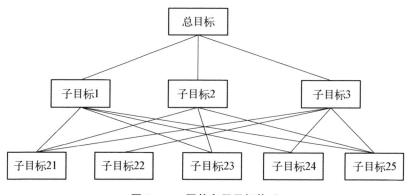

图 7 - 11　网状多层目标体系

三、多目标决策的处理原则

多目标决策的目标数量越多,其决策复杂性和难度也将越大。故在实际处理多目标决策问题时,常需基于一定的原则和方法有效简化决策问题,以使多目标决策变得现实可行,常用的处理原则主要有:

一是在满足决策要求的条件下,尽可能地减少目标个数。决策目标越多,需考虑的决策方面和标准越多,越难以比较选择出最好的方案。故实践中常考虑采用一定的方法尽量合理地减少决策目标数量。常用的方法有:一是除去从属目标,归并类似目标。二是把那些只要求达到一般标准而不要求达到最优的目标降为约束条件。三是采取综合方法将能归并的目标用一个综合指数来反映。例如,反映一所医院的医疗质量,可以把各项与医疗质量有关的主要指标如三日确诊率、治愈好转率、平均住院日等指标合并成一个类似医疗质量综合指数的综合指标。

二是合理区分各目标的重要性大小、优劣程度,给不同重要性、优劣程度的目标分别赋予不同的权重。如此即可将注意力首先集中到重要性大的目标上,然后再考虑次要目标。例如,某医院的平均住院时长已连续三年远超本地区医院的平均水平,如此第四年时即可将缩短平均住院时长、加快病床周转速度作为医院的优先工作目标予以重点监督和核查,而将提高病床占用率、降低医疗费用药占比等作为稍次要一些的目标。

四、多目标决策的常用方法

多目标决策问题实际属于复杂系统的决策问题,此类问题目前也是决策领域仍需深入研究探索的前沿领域,目前较为成熟的方法有多属性效用理论、字典序数法、多目标规划、层次分析、优劣系数、模糊多目标决策等。

多属性效用理论是一种可反映决策者对备选方案属性偏好程度的多目标决策理论。该理论方法利用决策者的偏好信息,构造一个多属性效用函数,以此准确反映决策者对后果的偏好,并通过将多属性效用问题转化成单值问题,简化求解过程。

字典序数法的基本过程是,决策者首先对多个决策目标进行重要性分级,随后用最重要的决策目标对各个备选方案进行筛选,保留下所有能满足该目标的方案。然后再用次重要目标对各方案进行筛选,保留所有能满足该次重要目标的方案。如此反复进行,直至剩下最后的一个或多个方案,此时所剩下的方案即为该多目标决策问题的较优决策方案。

多目标规划是规划方法的一个分支,是在给定的约束条件下,使目标值与实际能达到的值间的偏差最小。多目标规划中通常没有决策变量,只有目标的正负偏差量,多目标规划的真正价值在于按照决策者的目标优先次序,求解存在矛盾的多目标决策问题。该方法可广泛应用于生产计划、财务决策、市场销售、行政管理、学校管理、医院医疗护理计划以及政府决策分析等诸多领域的多目标决策问题。

层次分析法的基本思想是把复杂问题分解为若干层次,在最低层次通过两两对比得出各因素的权重,通过由低到高的层层分析计算,最后计算出各方案对总目标的权重数,权重数最大的方案即选为最优方案。

鉴于多目标决策问题的方法种类和内容较多,本节将不再详细讲解,有兴趣的读者可参考学习其他相关书籍。

练 习 题

1. 决策的概念是什么?
2. 风险型决策有哪些决策方法?
3. 效用的含义是什么? 如何确定并画出效用曲线?

(秦宇辰 郭晓晶 何 倩)

第八章 统计质量管理

第一节 质量管理内容及指标

一、质量管理相关概念

统计质量管理(statistical quality management),又称统计质量控制,是质量管理的一个分支,即在质量管理中所用的统计方法的总称,是企业质量现代化管理的重要内容和标志。采用数理统计原理控制生产过程和产品质量的质量管理方法,目的在于以最小费用搜集少量必要的抽样数据,进行分析研究,以发现并消除异常原因对质量的影响,使产品质量经常处在正常状态下。主要方法包括:抽样检查、生产过程中的预先检查和中间检查等。

医疗质量是卫生服务体系绩效的重要表现之一。医疗质量(又称为医疗效果)是指医疗机构满足患者需求的综合表现特征,指在现有的医疗技术水平及能力、条件下,医疗机构及其医务人员在临床诊断及治疗过程中,按照职业道德及诊疗规范要求,给予患者医疗照顾的程度。反映了医疗产品、服务、过程和工作的优劣程度。从狭义的角度讲,医疗质量(又称为诊疗质量)是指医疗服务的及时性、有效性和完全性,具体包括:① 诊断是否正确、全面和及时;② 治疗是否有效、及时和彻底;③ 疗程的长和短;④ 有无因院内感染或医疗失误等原因给患者造成不应有的损伤、危害和痛苦。从广义的角度讲,医疗质量是卫生服务部门及其机构利用一定的卫生资源向居民提供医疗卫生服务以满足居民需求的能力的综合,它不仅涵盖诊疗质量的全部内容,而且还包括患者的满意度、医疗工作效率、医疗技术经济效果(投入-产出关系)以及医疗的连续性和系统性。

质量管理是在质量方面组织指挥和控制协调的活动,包括确定质量方针、目标和职责,并在质量体系中通过诸如质量策划、质量控制、质量保证和质量改进措施使其实施的全部管理职责的所有活动。质量管理的任务在于:正确制订和贯彻执行质量方针和政策,保证和提高产品质量和服务质量,不断降低物质消耗,降低质量成本和提高经济效益,提高领导和职工的质量意识和素质,促进实体素质和管理水平的提高,研究和发展质量理论和质量科学。质量管理的原则包括:以顾客为中心,领导作用,全员参与,过程方法,管理的系统方法,持续改进,基于事实的决策方法和互利的供方关系。

质量管理经历了传统质量管理、事后质量检验、统计质量控制和全面质量管理四个发展阶段。其中,全面质量管理(total quality management,TQM)是一种由顾客需要和期望驱动的管理哲学,是兼顾实体的整个管理过程和全体人员的全部活动,以全体人员为主体,以数理统计方法为基本手段,持续质量改进,保证和提高质量。全面质量管理的基本思想在于:质量第一、顾客第一、以预防为主、用数据说话、按 PDCA 循环办事。PDCA 循环是指计划(plan)、执行(do)、检查(check)和处理(action)的周而复始、循环上升的过程,是全面质量管理活动的全过程。

医疗质量管理是在医疗领域中全面实行质量管理,按照医疗质量形成的规律,应用各种科学的方法,以保证和提高医疗质量达到预期目标的管理。医疗质量安全核心制度是指医疗机构及其医务人员在诊疗活动中应当严格遵守的相关制度,主要包括:首诊负责制度、三级查房制度、会诊制度、分级护理制度、值班和交接班制度、疑难病例讨论制度、急危重患者抢救制度、术前讨论制度、死亡病例讨论制度、查对制度、手术安全核查制度、手术分级管理制度、新技术和新项目准入制度、危急值报告制度、病历管理制度、抗菌药物分级管理制度、临床用血审核制度、信息安全管理制度等。

医疗质量管理工具是指为实现医疗质量管理目标和持续改进所采用的措施、方法和手段,如全面质量管理/控制(total quality management/control,TQM/TQC)、质量环(quality loop,PDCA 循环)、品管圈(quality control circle,QCC)、疾病诊断相关组(diagnosis related groups,DRGs)绩效评价、单病种管理、临床路径管理等。医疗机构应当熟练运用医疗质量管理工具开展医疗质量管理与自我评价,根据卫生行政部门或者质控组织发布的质控指标和标准完善本机构医疗质量管理相关指标体系,及时收集相关信息,形成本机构医疗质量的基础数据。

二、质量管理相关指标

质量数据(又称为质量特性值),是指测量或测定质量指标所得的数值,是质量管理的核心部分,如:不良品数、治愈数、满意率等。根据质量指标性质的不同,质量数据可分为计数数据和计量数据两大类。

依据质量数据的不同类型,质量特性(随机变量,记为 X)的分布包括连续分布和离散分布两类,其中,连续分布用概率密度函数表示,离散分布用分布列表示。另外,质量管理中的常用分布包括正态分布、对数正态分布、指数分布、二项分布、泊松分布、超几何分布。分布的均值和标准差是作为分布的最重要的特征数。

质量波动是指在过程运行中,质量特性值与目标或规范要求不一致的变化。质量波动的原因包括:① 偶然原因(正常原因),即质量控制全过程存在着固有的、不可避免、不易识别的质量影响因素。这类影响因素的特点在于:对质量的影响很小、属于允许偏差范畴、始终存在、难以控制等。由偶然原因引起的质量波动称为正常质量波动。当质量波动仅由偶然原因造成时,可称过程处于统计控制状态(受控状态)。② 系统原因(异常原因)。当一些质量影响因素发生了较大变化(如:人员违规操作、设备性能不稳定、原材料质量规格有显著差异等)时,质量数据将离散过大或与质量标准有较大偏离。上述变化可归因于对质量影响很大、可识别的、非过程所固有的、至少在理论上可加以消除的原因,称之为系统原因。由系统原因引起的质量波动称为异常质量波动。当质量波动由系统原因造成时,可称过程处于失控状态。

第二节 质量分析的一般方法

在质量管理过程中,需要依据质量的内涵,有目的地收集质量数据,并在此基础上,利用统计学基本原理,对质量数据进行归纳、整理、加工、处理,以获取质量波动的关键影响因素,发现质量问题及导致问题的主要原因或者过程是否存在异常情况,以便采取针对性措施,保证和提高质量管理水平。常用的质量分析方法包括排列图、因果分析图和质量控制图。

一、排列图

(一)基本概念

排列图(pareto chart),又称为帕累托图,用于寻找影响质量管理的关键问题或影响质量数据波动的主要原因,为改善质量管理活动提供依据。按因素的重复出现情况,质量影响因素可以划分为两组,即"至关重要的极少数"和"微不足道的大多数"。前者称为少数关键因素(或关键因素)。这种少数的至关重要因素是管理者迫切需要解决的问题。排列图是用于区分上述两组质量影响因素并寻找少数关键因素的图形方法,具体包括:一个横坐标(质量影响因素)、一个左纵坐标(因素发生频数,即因素影响程度)、一个右纵坐标(因素发生累计频率)、多个直方图(按频数由大到小进行排序)和一条帕累托线(由累计频率对应的点连接而成)。

19世纪20年代初意大利经济学家维弗雷多·帕累托(Vilfredo Pareto)从大量的具体事实中发现,社会上20%的人占有着80%的社会财富,即社会财富在人口中分配的不平衡性。这种不平衡现象普遍存在于社会经济生活中的诸多方面,如少数关键原因影响着多数结果、少数投入决定了多数产出、少数人口的疾病消耗多数医疗资源等。美国质量管理学家约瑟夫·朱兰(Joseph M.Juran)在此基础上,提出了"20∶80原则"(又称为帕累托法则、帕累托定律、最省力法则、不平衡原则)。该原则的基本思想在于:在任何特定系统中,约80%的问题(结果)是由该系统中约20%的因素产生的,或者针对特定的问题(结果),重要的因素(主要矛盾、主要原因)只占少数,而不重要的因素(次要矛盾、一般原因)则占多数,只要掌握并控制导致问题的全部因素中的20%关键因素,就能取得80%的解决问题的成效。

(二)绘制步骤

1. 形成质量数据集

收集一定时期的质量数据。

2. 质量数据分层归类

按质量问题,将质量数据进行分层归类,形成影响因素。在分层过程中,需要注意各种因素的排他性和特殊性,各种因素应尽可能系统、完整,且因素种类数量不要过多(6~9种为宜)。

3. 形成整理表

按分类因素,统计各个因素重复发生的频数、频率和累计频率。

4. 绘制排列图

以影响因素为横坐标,影响因素发生频数为左纵坐标,影响因素发生累计频率为右纵坐标,按频数由大到小的顺序作直方图,连接累计频率对应的点形成帕累托线。

(三)排列图的使用

1. 依照排列图划分区域

在右纵坐标上,在80%和90%的频率上,分别画出横线,将排列图区分为A区(关键因素区,0%~80%之间)、B区(主要因素区,80%~90%之间)和C区(次要因素区或一般因素区,90%~100%之间)。

2. 获取各种影响因素

即统计区域所含的影响因素。其中,落在A区的累计频率点所对应的因素为关键因素;落在 B 区的累计频率点所对应的因素为主要因素;落在 C 区的累计频率点所对应的因素为次要因素或一般因素。通常,关键因素不能过多,否则排列图将会失去找主要矛盾的实际应用意义。

例 8-1　2021 年度某医院针对医务人员(包括工勤人员)的技术与服务态度,面向 10 000 名住院患者进行综合调查。依据不满意结果的汇总情况(见表 8-1),利用排列图,进行质量管理分析,找寻质量管理的主要影响因素。

表 8-1　2021 年某医院不同医务人员的住院患者不满意调查结果

医务人员分类	频数(例)	频率(%)
工勤人员	3 047	34.4
护士	2 419	27.3
医生	1 703	19.2
医技人员	831	9.4
入出院结账人员	669	7.5
其他人员	193	2.2

使用排列图,可以从以下两方面进行:

(1) 获取各种影响因素(即统计区域所含的影响因素)

依据排列图,由左至右,沿着帕累托线,依次观察每个因素的 X 轴参考线与 Y 轴参考线的交叉情况,获取关键因素、主要因素和次要因素(一般因素)。即落在 A 区的累计频率点所对应的因素为关键因素;落在 B 区的累计频率点所对应的因素为主要因素;落在 C 区的累计频率点所对应的因素为次要因素(一般因素)。

由图 8-1 可知,关键因素包括工勤人员和护士,主要因素包括医生,次要因素(一般因素)包括医技人员、入出院结算人员和其他人员。

(2) 结果分析

关键因素(工勤人员和护士)是此次调查结果所反映出来、急需重点关注的因素,需要进一步分析影响此类人员服务质量的具体原因,制定具体的措施,强化质量意识,提升服务质量,并进行跟踪调查,及时获取改进情况。

另外,主要因素(医生)累计频率点已十分接近 A 区(即关键因素),仍需要医院以"类似关键因素"的重要地位,加以重视并提升服务质量。

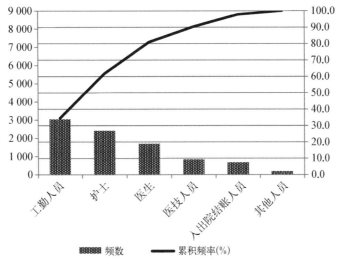

图 8‑1　排列图的调整结果图

二、因果分析图

（一）基本概念

因果分析图（cause and effect diagram）是一种用于分析质量特性（结果）与影响质量特性因素（原因）之间关系的图形，用于反映质量特性波动（质量问题）与潜在因素之间的关系。最早是由日本东京大学石川馨（Kaoru Ishikawa）教授提出的。因其形状类似于鱼刺（即质量问题为鱼头，枝干为鱼骨，其中，主干为主骨、大枝为大骨、中枝为中骨和小枝为小骨），因此，又称之为鱼刺图（fishbone diagram），用于从鱼头→大骨→中骨→小骨次序，发现引起鱼头（即质量问题）的重要鱼骨（即根本原因）。因果分析图由问题、原因、枝干组成，如图 8‑2 所示。

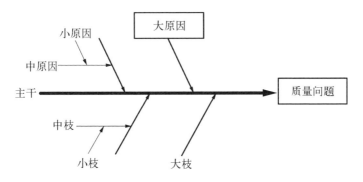

图 8‑2　因果分析图的一般图式

1. 问题

表示期望解决的质量特性波动,用方框圈起来。一个因果分析图只能针对一个具体的质量问题。

2. 原因

表示影响质量特性的因素。原因包括三类,分别是大原因、中原因和小原因。其中,大原因(直接原因)是指人力(manpower)、环境(mother-nature)、方法/技术(methods)、测量(measurement)、物料/材料(materials)和设备/机械(machinery)等方面的影响因素,用方框圈起来;中原因(间接原因)和小原因(导致间接原因的深层次原因)是指在大原因的基础上,通过逐步深入地追查"问题/原因为什么会发生",逐渐细化、推定影响因素,所形成的更深层次上的影响因素。上述中原因和小原因的分析过程需要细化到能够采取具体措施进行处置为止。其中,中、小原因需要用"主语+谓语"形式进行简明扼要地描述,以节约因果分析图空间。另外,可以定量分析每个影响因素(原因)对问题产生的影响程度,从而获取问题的特性与影响因素之间的密切关系程度;最后,用特殊符号标识重要的影响因素(一般不超过7项,且应标识在最小级别的原因上)。

3. 枝干

表示原因与结果、原因与原因之间的关系,用带有箭头的线表示。枝干包括主干、大枝、中枝和小枝。其中,主干是中央枝干,用带有箭头的粗线表示,并指向右端的质量问题框;大枝用于标识大原因,是从主干两边依次展开的枝干,指向主干,并与主干成 60°夹角;中枝用于标识中原因,是大枝两侧展开的枝干,指向大枝,并与主干平行;小枝用于标识小原因,是中枝两侧展开的枝干,指向中枝,并与大枝平行。在因果分析图的使用过程中,按"主干→大枝→中枝→小枝"的次序,围绕具体的质量问题,依次找寻导致该问题的各种大原因及中、小原因,尤其是"带有特殊符号标识"的重要影响因素。

(二)因果分析图的绘制

因果分析图的绘制步骤主要包括明确问题、分析因果关系、表达因果关系。具体如下:

1. 明确问题

确定分析对象,认清和阐明因果分析所需解决的具体问题。

2. 分析因果关系

根据质量问题,运用头脑风暴法,借助团队的力量和智慧,从人力、设备、材料、技术、方法、工作环境等方面入手,采用原因穷举方法,逐步追查"问题为什么会发生"，辨识和描述导致问题的所有原因、找寻根本原因、分析原因之间的相互关系，并定量分析每个原因对问题产生的影响程度。其中，头脑风暴法（brain storming）是一种通过集思广益、发挥团体智慧，从各种不同角度找出问题所有原因或构成要素的会议方法。

3. 表达因果关系

以图形方式呈现原因与结果、原因与原因之间的关系并标识根本原因，建立质量问题和造成问题的原因之间的联系。首先，绘制主干，并在右端的箭头末端绘制"质量问题"框。之后，依照原因的大、中、小次序及其从属关系，绘制并标识大、中、小枝，用特殊符号标识重要因素（根本原因）；其中，大原因用方框圈起来。

4. 应用因果分析图

利用因果分析图，获取质量问题的原因与结果、原因与原因之间的关系以及所标识的根本原因，并围绕"如何提高/改善/解决……"，形成对策，有针对性地采取措施解决质量问题。另外，在质量问题的重要影响因素分析过程中，可以利用数据，获取少数的重要因素，如利用原因发生的累计频率，采用"20∶80原则"，围绕并确定全部原因中的少数主要原因，以保证解决问题的成效。

第三节　质量控制图

一、质量控制基本概念

现代质量管理的奠基者、美国统计学家，被誉为"统计质量控制之父"的沃特·阿曼德·休哈特（Walter A. Shewhart，1891～1967）于1924年，提出了质量控制图（又称为休哈特控制图）。质量控制图（control chart）是将显著性统计原理应用于质量管理，判断过程是否处于统计控制状态（即是否出现异常）的一种记录图形方法。

质量控制图由横坐标、纵坐标、三条横线和一条折线组成。其中，横坐标为时间顺序或样本序号；纵坐标为质量特性值；横线包括中心线（central line，CL）、上控制限（upper control limit，UCL）和下控制限（lower control limit，LCL），且UCL和LCL统称为控制线（control lines）；折线是实际质量特性以一定时间顺序按坐标描点（质控点）的连线。如图8-3所示。中心线居中，上控制限（UCL）和下控制限（LCL）位于中心线两侧。

二、基本原理

质量控制图采用了正态分布的3σ原理（又称为千分之三法则）。根据控制的

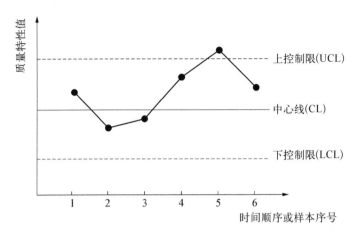

图 8-3 质量控制图示意图

质量特性不同,质量控制图包括两种类型,即计量控制图和计数控制图。两类控制图的基本原理相同。这里以计量控制图为例,说明质量控制图的基本原理。

假设过程的质量特性 X 是计量的,在过程处于稳定状态(即统计控制状态)时,X 应服从正态分布,记为 $N(\mu, \sigma^2)$。如果能将该正态分布的两个参数 μ(均值)和 σ(标准差)控制住,那么就能够控制质量特性。因此,计量值控制图包括两张控制图,分别用于控制两个对象 μ 和 σ。

假定一个统计量 $X = (X_1, X_2, \cdots, X_n)$ 服从正态分布或近似正态分布,即 $X \sim N(\mu, \sigma^2)$;其中,μ 为 X 的均值,σ 为 X 的标准差。则根据 3σ 原理,有 $P(\mu - 3\sigma < X < \mu + 3\sigma) = 0.9973$,即 X 值落在区间 $(\mu - 3\sigma, \mu + 3\sigma)$ 之内的可能性为 99.73%,而 X 值落在该区间之外的可能性仅为 0.27%。

依据 3σ 原理,在质量控制图中,μ 为中心线,$\mu + 3\sigma$ 为上控制限(UCL),$\mu - 3\sigma$ 为下控制限(LCL)。通常,由于 μ 和 σ 是未知的,则需要用 $\bar{X}$ 和 $\hat{\sigma}$ 作为 μ 和 σ 的估计值,则中心线和上、下控制限分别表示为:$\bar{X}$、$\bar{X} + 3\hat{\sigma}$ 和 $\bar{X} - 3\hat{\sigma}$。

在实际中,质量控制图将上控制限 $(\mu + 3\sigma)$ 和下控制限 $(\mu - 3\sigma)$ 作为临界限,用于判定过程是否存在异常,即依据折线上的质控点与上控制限、下控制限的相对位置,进行过程异常判定。依据"小概率事件在一次试验中几乎不可能发生,若发生,则判断异常"的小概率事件原理,由于折线上的质控点越出上控制限或下控制限是小概率事件,因此,当折线上的质控点越出上控制限或下控制限时,就认为过程出现异常。

三、控制图的应用

为更准确地判定过程是否出现异常,在实际应用中,通常将控制图等分为 6 个区域(如图 8-4 所示),每个区域的宽度为 1σ。由上至下,区域标号分别为 A($\mu+2\sigma$, $\mu+3\sigma$)、B($\mu+1\sigma$, $\mu+2\sigma$)、C(μ, $\mu+1\sigma$)、C($\mu-1\sigma$, μ)、B($\mu-2\sigma$, $\mu-1\sigma$) 和 A($\mu-3\sigma$, $\mu-2\sigma$)。

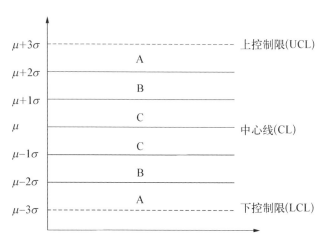

图 8-4 质量控制图的分区示意图

在控制图中,若多数质控点落在 C 区(即 $\mu\pm1\sigma$ 范围)内,小部分质控点落在 B 区内(即 $\mu\pm2\sigma$ 和 $\mu\pm1\sigma$ 之间),且质控点在中心线上、下约各占一半,交替错落,呈随机排列,则称控制过程处于理想状态。

通常,质量控制过程处于失控状态包括了两种明显特征。第一种是质控点超出控制限:在控制图中,若折线上的质控点落在 A 区以外(即超出 3σ 控制限)时,应采取某种行动,因此,3σ 控制限亦可称为"行动限";任何落在 B 区内(即 $\mu\pm2\sigma$ 和 $\mu\pm1\sigma$ 之间)的质控点可作为失控状态即将来临的一个警示信号,因此,2σ 控制限可称为"警戒限"。另一种是质控点虽然没有超出控制限,但质控点的排列和分布表现异常:利用控制图,进行直观判断,如中心线一侧的质控点数量明显多于另一侧,中心线一侧连续出现多个质控点或呈现连续上升(下降)趋势,有多个质控点接近上下控制限等。

国家标准 GB/T17989.2-2020《常规控制图》规定了 8 种判定异常准则。利用质量控制图,对照相应准则,判定过程是否异常。

具体的准则如下:

准则 1:一个点落在 A 区以外。

准则 2:连续 9 点落在中心线同一侧。

准则 3:连续 6 点递增或递减。

准则4：连续14点相邻点交替上下。

准则5：连续3点中有2点落在中心线同一侧的B区以外。

准则6：连续5点中有4点落在中心线同一侧的C区以外。

准则7：连续15点落在中心线两侧的C区内。

准则8：连续8点落在中心线两侧，且无一点在C区内。

四、控制图的绘制

（一）绘制步骤

质量控制图的绘制步骤包括：

1. 收集样本数据

每间隔一段时间，收集一定容量为 n 的样本，共计收集 k 个样本，一般要求 $k \geqslant 25$。

2. 计算统计量

根据所需的控制图类型，计算样本统计量的值。参见表8-2所示。

3. 确定控制限

根据 3σ 原理，分别确定上控制限和下控制限。参见表8-2所示。

表8-2　控制图控制限计算公式

控制图类型	统计量	估计得到的控制限	
		中心线	UCL 和 LCL
计量控制图	$\bar{X}$	$\bar{\bar{X}}$	$\bar{\bar{X}} \pm A_2\bar{R}$ 或 $\bar{\bar{X}} \pm A_3\bar{s}$
	R	$\bar{R}$	$D_4\bar{R}, D_3\bar{R}$
	s	$\bar{s}$	$B_4\bar{s}, B_3\bar{s}$
计数控制图	p	$\bar{p}$	$\bar{p} \pm 3\sqrt{\bar{p}(1-\bar{p})/n}$
	np	$n\bar{p}$	$n\bar{p} \pm 3\sqrt{n\bar{p}(1-\bar{p})}$

4. 绘制控制图

用实线绘制中心线，用虚线绘制上控制限和下控制限，按照样本序号将统计量值打在对应的统计量控制图上，并用直线连接相邻的两点，形成折线。

5. 应用控制图

依照判异准则,判定异常。

6. 修正控制图

随着时间和质量要求的变化,修正控制图的中心线、上控制限和下控制限。

A_2、A_3、B_3、B_4、D_3、D_4 是与样本容量 n 有关的常数,其具体取值参见国家标准 GB/T17989.2 – 2020《控制图第 2 部分:常规控制图》。

(二) 均值-标准差($\bar{X}-s$)控制图

若样本容量 $n \geqslant 10$,则需要使用均值－标准差($\bar{X}-s$)控制图。

1. 中心线的确定

首先,计算统计量。计算每个样本的均值 $\bar{X}$ 和标准差 s;在此基础上,计算 k 个样本均值的均值 $\bar{\bar{X}}$ 和标准差的均值 $\bar{s}$。

$$\bar{X}_i = \frac{1}{n} \sum_{j=1}^{n} X_{ij}, \ s_i = \sqrt{\frac{1}{n-1} \sum_{j=1}^{n} (X_{ij} - \bar{X}_i)^2} \qquad (8-1)$$

$$\bar{\bar{X}} = \frac{1}{k} \sum_{i=1}^{k} \bar{X}_i, \ \bar{s} = \frac{1}{k} \sum_{i=1}^{k} s_i \qquad (8-2)$$

式中,$X_{ij}(i=1, 2, \cdots, k; j=1, 2, \cdots, n)$ 为第 i 个样本的第 j 个观察值,$\bar{X}_i$ 和 s_i 分别为第 i 个样本的均值和标准差。

最后,将 $\bar{\bar{X}}$ 和 $\bar{s}$ 分别作为 $\bar{X}$ 图和 s 图的中心线。

2. 上、下控制限的确定

根据 3σ 原理,$\bar{X}$ 图的上、下控制限为:$\bar{\bar{X}} \pm 3\sigma_{\bar{x}}$,其中,$\sigma_{\bar{x}} = \sigma/\sqrt{n}$。由于总体标准差 σ 往往未知,$\bar{X}$ 图的上、下控制限为:

$$\bar{\bar{X}} \pm A_3 \bar{s} \qquad (8-3)$$

s 图的上、下控制限为:$B_4 \bar{s}$ 和 $B_3 \bar{s}$。若 $B_3 < 0$,则用 0 代替。

(三) 均值-极差($\bar{X}-R$)控制图

当样本容量 $n < 10$ 时,需要使用均值-极差($\bar{X}-R$)控制图。

1. 中心线的确定

首先,计算统计量。计算每个样本的均值 $\bar{X}_i$ 和极差 R_i;在此基础上,计算 k 个样本均值的均值 $\bar{\bar{X}}$ 和极差的均值 $\bar{R}$。

$$\bar{\bar{X}} = \frac{1}{k}\sum_{i=1}^{k}\bar{X}_i, \ \bar{R} = \frac{1}{k}\sum_{i=1}^{k}R_i \qquad (8-4)$$

最后,将 $\bar{\bar{X}}$ 和 $\bar{R}$ 分别作为 $\bar{X}$ 图和 R 图的中心线。

2. 上、下控制限的确定

当总体标准差 σ 未知,根据 3σ 原理,$\bar{X}$ 图的上、下控制限为:

$$\bar{\bar{X}} \pm A_2\bar{R} \qquad (8-5)$$

R 图的上、下控制限为:$D_4\bar{R}$ 和 $D_3\bar{R}$。

(四) 不合格品率(p)控制图

1. 中心线的确定

首先,计算统计量。计算每个样本的不合格率 p_i;在此基础上,计算 k 个样本不合格率的均值 $\bar{p}$。

$$p_i = \frac{1}{n}\sum_{j=1}^{n}p_{ij} \qquad (8-6)$$

$$\bar{p} = \frac{1}{k}\sum_{i=1}^{k}p_i \qquad (8-7)$$

式中,$p_{ij}(i=1, 2, \cdots, k; j=1, 2, \cdots, n)$ 为第 i 个样本的第 j 个观察值,p_i 为第 i 个样本的不合格率。

最后,将 $\bar{p}$ 作为 p 图的中心线。

2. 上、下控制限的确定

若将一个产品中的不合格品数 Y 看成随机变量,则 Y 服从二点分布,即 $P(Y=1)=p$,$P(Y=0)=1-p$。那么,根据中心极限定理可知,一个容量为 n_i 的样本不合格品率近似服从正态分布 $N(p, p(1-p)/n_i)$。

根据各个样本容量 n_i 是否相等,上、下控制限的确定情况如下:

(1) 当各个样本容量 n_i 不相等时,则需要对每个样本分别给出上、下控制限:$\bar{p} \pm 3\sqrt{\bar{p}(1-\bar{p})/n_i}$。

(2) 当各个样本容量 n_i 相等(均为 n)时,可以改用 np 图。

(3) 当各个样本容量 n_i 不相等、但同时满足两个不等式(即 $n_{\min} \geqslant \dfrac{\bar{n}}{2}$ 和 $n_{\min} \leqslant 2\bar{n}$)时,则可以用平均样本量 $\bar{n} = \sum_{i=1}^{k}\dfrac{n_i}{k}$,近似代替各样本量,那么近似的

上、下控制限为 $\bar{p} \pm 3\sqrt{\dfrac{\bar{p}(1-\bar{p})}{\bar{n}}}$。

例 8-2 小儿肺炎是儿科的常见病、多发病，占据较高的住院数，其护理工作质量和效率是缩短病程、降低住院费用、提高患儿家属满意度的重要因素。依据例8-1所发现的一个主要影响因素（即护士的技术与服务态度），该医院从某年某月的1～2岁肺炎出院病例中，随机抽取10例，收集各项住院费用（包括床位费、药费、检查费、治疗费、护理费和其他费用），见表8-3。利用均值-极差控制图，分析住院费用是否存在异常波动现象。

表 8-3 2020 年某医院"1～2 岁"肺炎病例的住院费用情况

序号	床位费	药　费	检查费	治疗费	护理费	其他费用
1	320	550.17	496	152.5	131	205.3
2	240	1 238.84	290	115.0	102	73.7
3	440	1 219.74	1161	224.5	187	135.9
4	630	1 446.77	518	147.5	119	216.4
5	420	2 261.81	333	211.0	179	311.0
6	280	725.19	521	155.0	114	255.3
7	260	1 101.91	407	168.0	113	55.4
8	360	2 801.31	439	320.0	153	257.0
9	160	585.16	165	112.5	68	265.9
10	600	2 769.64	929	401.5	255	500.6

$\bar{X}$图和 R 图分别从均值和极差这两个不同侧面反映管理质量的状况。由于$\bar{X}$图的上、下控制限依赖于$\bar{R}$，即 R 图的失控将影响$\bar{X}$图，因此需要先分析 R 图，后分析$\bar{X}$图。具体的分析过程为：① R 图分析。依照国家标准 GB/T17989.2-2020《控制图第 2 部分：常规控制图》的判定异常准则，观察 R 图上的质控点是否处于控制限之外或存在任何趋势，查找是否存在异常波动现象。若存在失控状态，则需要查明异常波动的原因，及时采取纠正措施。② $\bar{X}$图分析。确认 R 图处于受控状态之后，进行$\bar{X}$图的异常波动现象查找与分析。

由 R 图（见图8-6）可知，依照判异准则，没有任何极差落在控制限之外，但存在异常波动现象，即依据准则6（连续3点中有2点落在中心线同一侧的B区以外），即样本8、9、10中的样本8和10的质控点均落在中心线上侧的B区以外。针对该异常波动现象，医院管理者需要确定导致这个异常波动的原因（如：该样本的住院天数、住院过程中是否引发重症并发症、临床护理路径不合理等）并采取正确的行动(如：制定标准化护理模式与程序、加强培训工作、强化绩效考核机制等)。另外,样本 6 和 9 的质控点落在 B 区内,可作为失控状态即将来临的一个警示信号。

由 $\bar{X}$ 图(见图 8-5)可知,依照判异准则,没有异常波动现象,处于正常波动范围内。

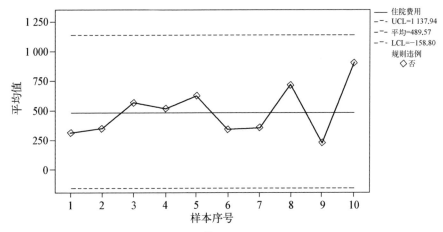

图 8-5　$\bar{X}$ 图的调整结果图

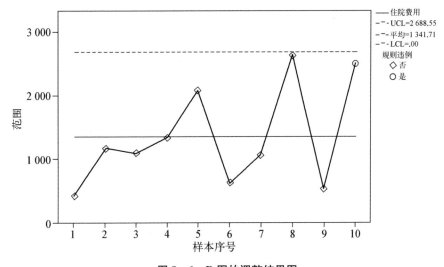

图 8-6　R 图的调整结果图

········· 练 习 题 ·········

一、名词解释

质量　质量数据　质量波动　质量管理

二、简答题

1. 全面质量管理的基本思想。

2. 排列图、因果分析图、质量控制图的基本思想。

3. 均值-标准差控制图和均值-极差控制图有何区别?

4. 排列图的绘制步骤包括哪些?

5. 因果分析图的绘制步骤包括哪些?

三、单项选择题

1. 排列图的横坐标是指(   )。

   A. 因素发生频数

   B. 质量影响因素

   C. 因素发生累计频率

   D. 因素影响程度

   E. 因素发生频率

2. 在排列图的不同分区中,A 区(关键因素区)所对应的累积频率区间为(   )。

   A. $90\%\sim100\%$

   B. $70\%\sim90\%$

   C. $80\%\sim90\%$

   D. $0\%\sim80\%$

   E. $0\%\sim70\%$

3. 在质量控制图中,上控制限是指(   )。

   A. $\bar{X}-3\hat{\sigma}$ B. $\bar{X}+2\hat{\sigma}$

   C. $\bar{X}+3\hat{\sigma}$ D. $\bar{X}+1\hat{\sigma}$

   E. $\bar{X}-1\hat{\sigma}$

4. 在质量控制图的不同分区中,C 区的范围是(   )。

   A. $\mu\pm2\hat{\sigma}$ 和 $\mu\pm1\hat{\sigma}$ 之间

   B. $\mu\pm3\hat{\sigma}$ 和 $\mu\pm2\hat{\sigma}$ 之间

   C. $\mu\pm3\hat{\sigma}$ 以外

   D. $\mu\pm1\hat{\sigma}$ 之间

   E. $\mu\pm2\hat{\sigma}$ 之间

四、计算题

为控制产品质量,某医用纱布工厂在连续 14 天内每天抽取一定容量的产品数,并统计不合格产品数,见表 8 - 4。请生成不合格品率控制图,并进行分析。

表 8 - 4 样本容量和不合格品数

时 间	样本容量	不合格品数	时 间	样本容量	不合格品数
1	153	9	8	146	7
2	140	6	9	160	15
3	151	10	10	148	4
4	138	8	11	142	9
5	144	15	12	137	11
6	139	2	13	158	13
7	163	18	14	164	17

（何 倩 秦婴逸 王 睿）

参 考 文 献

杜栋,庞庆华.2021.现代综合评价方法与案例选(第四版)[M].北京:清华大学出版社.

贺佳等.2013.卫生管理统计及软件应用[M].北京:人民卫生出版社.

姜芳晶,杨维中.2006.医学常用综合评价方法[J].疾病监测,21(6):4.

李慧,李晓丽,孔彬,等.2021.基于 TOPSIS 法及 RSR 法的病床利用效率研究[J].中国医院统计,28(3):4.

刘云忠,郝原.2020.统计综合评价方法与应用[M].北京:清华大学出版社.

娄苗苗,黄陆光,杨艳华,等.2021.基于主成分分析综合评价某三甲医院医疗质量[J].中国卫生统计,38(4):539-541.

石峻驿,陶思年,等.2022.基于多指标构建综合指数的评价方法及其应用研究[M].北京:北京邮电大学出版社.

石立,林海明.2020.关于主成分分析综合评价函数质疑的讨论[J].数学的实践与认识,50(14):9.

汤先钊,高侨,刘禄明,等.2011.层次分析法在武警医院科室绩效评价指标体系构建中的应用[J].中国卫生统计,28(1):3.

邬顺全,樊小玲,贺佳,等.2015.军队医院医疗保障综合评价体系设计与应用[J].中国卫生统计,32(5):4.

吴小清.2002.用综合指数法综合评价医疗管理水平[J].医学研究杂志,31(012):55-56.

易平涛,李伟伟.2019.综合评价理论与方法(第二版)[M].北京:经济管理出版社.

中国政府网法规司:医疗质量管理办法,国家卫生和计划生育委员会令(第 10 号)[EB/OL].(2018-08-31)[2022-04-17].http://www.nhc.gov.cn/fzs/s3576/201808/2087f3867f6e4645b4564ea567458b65.shtml.

周颖,刘畅.2021.基于 TOPSIS 法和 RSR 法的我国护理人力资源配置评价研究[J].中国社会医学杂志,38(2):209-213.